긍정으로 꿈꾸는 희망

– 1년 동안의 뇌경색 투병일기 –

海雲 옥평권 지음

도서출판
이유

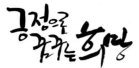

− 1년 동안의 뇌경색 투병일기 −

ⓒ 옥평권, 2015
지은이 | 옥평권
펴낸이 | 김래수

1판 1쇄 인쇄 | 2015년 2월 5일
1판 1쇄 발행 | 2015년 2월 10일

기획 및 편집 책임 | 정숙미
디자인 | 이애정

펴낸 곳 | 도서출판 이유

주소 | 서울특별시 동작구 상도1동 497번지 서우빌딩 207호
전화 | 02-812-7217   팩스 | 02-812-7218
E-mail | verna21@chol.com
출판등록 | 2000. 1. 4 제20-358호

ISBN 979-11-86127-03-2 (03510)

이 도서의 국립중앙도서관 출판예정도서목록(CIP)은
서지정보유통지원시스템 홈페이지(http://seoji.nl.go.kr)와
국가자료공동목록시스템(http://www.nl.go.kr/kolisnet)에서
이용하실 수 있습니다.(CIP제어번호: CIP2015002425)

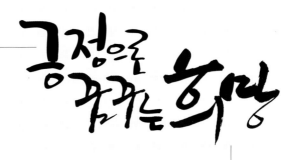

"생명을 다시 주신 것에 **감사**드리며……
가족들의 **사랑** 속에서
이웃이 항상 옆에 있어 **행복**합니다!"

어려움을 극복한
강한 의지에 박수를……

박혜원 (언어치료사·연세대학교 의료원 세브란스 재활병원 언어치료실)

2013년 5월 9일, 옥평권님을 처음 뵈었습니다.

그때 옥평권님은 말하고자 하는 낱말을 잘 생각해 내지 못하고 상대방의 길고 복잡한 말을 듣고 이해하는 데에 어려움을 보이셨습니다. 또한 두 낱말 정도의 말은 따라 말할 수 있었으나 그 이상으로 길어지면 "모르겠다"고 하거나 비슷한 다른 표현으로 둘러말하는 식으로 반응을 하셨었습니다. 긴 글을 읽고 이해하는 데에도 불안정하였으며, 철자 오류를 보이면서 간단한 낱말이나 짧은 문장을 쓸 수 있는 정도였습니다. 처음 뵙고 10개월 정도 지난 지금, 옥평권님은 일상생활과 업무에 복귀할 수 있을 정도로 언어 능력이 많이 회복되셨습니다.

뇌졸중 이후 언어문제가 생기신 분들의 경우, 어느 정도의 기간에 걸쳐 어느 정도 회복을 하게 되는지는 개인마다 매우 다릅니다. 아프셨던 머리 부위가 어디인지, 얼마나 넓게 영향을 받았는지, 치료에 대해 당사자와 가족들이 얼마나 의욕적으로 참여하고 지지해 주는지 등등 여러 요인들이 작용을 합니다. 저와 같은 치료사의 입장에서는 편찮으신 당사자와 주변 분들의 협조가 아주 중요합니다.

치료기간 동안 옥평권님은 보다 젊고 건강한 그 어떤 사람도 따라올 수 없을 만한 강한 의지와 집중력을 보여주셨습니다. 한 번도 저의 피드백이나 설명을 흘려듣지 않으셨고 숙제를 빠뜨린 적이 없었습니다. "이렇게 해보시는 것도 좋습니다."라고 스치듯 말씀드렸던 내용들이 그 다음 시간이면 실천되어 있었습니다. 실수를 지적해 드렸을 때 작은 변명이나 거부감도 보이지 않고 받아들였고 그 결과로 나타난 작은 변화에 늘 감사해 하셨습니다.

부인께서는 대부분의 치료시간에 동참하셨는데 언제나 꼼꼼하게 메모를 하시어 치료실에서 연습했던 내용들이 가정으로까지 잘 이어지도록 다리를 놓아주셨습니다. 그리고 옥평권님 곁에서 심리적 지지를 아끼지 않으셨습니다.

또 한 분, 옥평권님의 치료가 시작된 날로부터 지금까지 저로서는 "이해불가" 수준의 우정을 보여주신 조희장님 이야기를 하지 않을 수 없습니다. 이 책 내용의 곳곳에 등장하는 조희장님과의 집중적이고도 반복적인 "전화 통화 교육(?)" 시간은 옥평권님의 언어 능력이 지금의 수준으로 회복되는 데에 큰 영향을 미쳤을 것이라고 생각합니다. 조희장님은 이제 거지반 치료사가 다 되셨습니다.

그리고 아버지가 치료에 집중하실 수 있도록 각자의 자리에서 최선을 다해 주신 자제분들과 존재만으로도 할아버지께 힘이 되었을 손주들까지…… 옥평권님과 가족, 친구분이 보여주신 팀워크는 그야말로 최고 수준의 것이었다고 말씀드리고 싶습니다.

쓰기는, 소리로 흩어져 버리는 말하기와 달리 글자라는 시각적 흔적이 남겨지므로 자신의 실수를 확인하고 고쳐나가는 데 효과적인 과제입니다. 반면, 끈기와 인내를 요하기에 많은 스트레스를 줄 수 있는 과제이기도 합니다. 그럼에도 불구하고 옥평권님은 〈긍정으로 꿈꾸는 희망〉이라는 제목으로 최근까지 무려 90여 편에 가까운 이야기들을 풀어내셨습니다. 과제를 내드렸던 저로서도 예상하지 못했던 많은 양이었습니다. 두 문단 정도의 짧은 글에서부터 몇 페이지에 이르는 글까지, 일상에서 일어난 일부터 그때그때 떠오른 단상들에 대한 기록까지 양과 내용의 범위도 넓고 다양합니다. 또한 쓰고자 하는 상황이나 생각이 다소 복잡하더라도 피하지 않고 정면으로 승부하셨습니다. 문장의 문법성을 떠나 내용의 다양성과 복잡한 글쓰기 상황을 피하지 않는 용기에 감탄한 적이 한두 번이 아니었습니다.

병상일기를 과제로 내드리면서, "언젠가 이 기록들이 기념물(souvenir)이 되기를 바란다."고 말씀드렸던 기억이 납니다. 철자 오류, 문법 오류가 드러나 있는 병상일기가 '추억의 기념물'이 될 만큼 많이 회복되시기를 바라며 드린 말씀이었습니다. 그리고 옥평권님은 정말, 제대로 이 기록들을 '추억의 기념물'로 만드셨습니다.

편찮으신 가운데 더 빛났던 옥평권님의 강한 의지가 해내신 일이라 생각합니다.

마음 깊은 곳으로부터 박수를 보내드립니다.

2014년 3월 15일 **박혜원**

옥평권, 저는 그를 존경합니다

신재용 (한의사·해성한의원 원장)

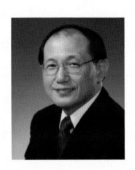

경청(傾聽)

어느 날 그는 '傾聽'이라는 한자를 써서 보여주었습니다.

삶의 좌우명으로 지키고자 하는 결의가 엿보였습니다. 경청한다는 것은 남이 말하는 것만 잘 듣는 것을 뜻하지는 않겠지요. 귀엣말만 잘 듣고 달콤한 말만 즐겨 듣는다면 뭐 그리 대견하겠습니까. 듣기는 잘 듣는데 항상 삐딱하게 듣고 말꼬리나 잡으려 한다면 그게 경청이겠습니까. 들리는 말만 들을 줄 알 뿐 하지 않은 말까지는 미처 들을 줄 모른다면 올바른 경청이라고 할 수 있겠습니까. 이 모든 것을 알 때 바로 경청의 지혜를 지녔다고 하겠습니다.

옥평권, 그는 이런 경청의 지혜를 지닌 분입니다. 그래서 저는 그를 존경합니다.

배려(配慮)

오래 전 그의 회사에 간 적이 있습니다. 사무실을 둘러보고 사장의 마음을 전해주는 글귀가 써 붙여진 복도를 거쳐 거대한 생산라인도 살펴보았습니다. 그리고 귀갓길에 눈물이 저절로 흘러내렸습니다. 성공한 친우의 성실에 감탄한 눈물이었고,

직원을 배려해 주는 친우의 따뜻한 마음쓰임에 경탄한 눈물이었습니다.

배려는 '마음 써줌'이며 '마음 써줌'은 '관심'에서 비롯하며, '관심'은 '길들여짐'이며 '길들임'은 '정들임'이며, 깊디 깊은 '정들음'을 위해서는 '여유로움'과 '참음'이 필요합니다. 까닭에 배려는 '동화(同化)'입니다. '같이 찾아 같이 감'입니다.

옥평권, 그는 모든 분들을 배려해 주는 분입니다. 그래서 저는 그를 존경합니다.

회귀(回歸)

얼마 전 그는 병으로 쓰러진 적이 있습니다. 죽음의 문턱을 넘나드는 큰 병이었습니다. 다시 일어나기 힘든 병이었고, 설령 회생한다 해도 예전 같지 않을 그토록 중한 병이었습니다. 헌데 그는 이겨냈습니다. 부인의 덕이, 정말 부인의 덕이 컸지만 그 자신의 의지도 컸습니다. 또 그의 인생관이 그를 살린 것입니다. 이생은 찬류(竄流 : 귀양살이), 심부름의 여정, 또는 소풍이라고 합니다. 그러니까 영원한 '떠남'이 아니라 '돌아옴'을 전제로 한 말들입니다. 그렇다면 우리 모두는 부끄러움이나 후회가 없는 회귀(回歸)를 위해 살아야 할 것입니다. 초연히 소풍처럼 즐기기도 하면서 자신의 삶에 주어진 하늘의 심부름을 잘 마치는 삶이어야 할 것입니다.

옥평권, 그의 인생관이 소풍이며 심부름입니다. 낙관적 삶이며, 소명의 삶입니다. 그래서 저는 그를 존경합니다.

인내(忍耐)

아픔에서 겨우 일어선 그를 몇몇 친우들과 함께 만났습니다. 그의 의지력을 친우들이 모두 경탄했습니다. 이때 그는 어머님이 생전에 들려주셨다는 말씀을 전해 주었습니다. "참을 수 있는 것을 참는 것은 진정한 참음이 아니고 참을 수 없는 것을 참는 것이 진정한 참음이란다."는 말이었습니다. 그는 어머님의 가르침대로 진정한 인내로 무서운 병까지 이겨낸 것입니다. 너보다 먼저 나를 받아들임이 인내입니다. 육체적인 고통은 물론 마음속에 쌓이고 고인 원(怨)과 한(恨)을 버림으로써 받아들임은 가장 거룩한 인내입니다.

옥평권, 그는 가장 거룩한 인내를 지닌 분입니다. 그래서 저는 그를 존경합니다.

허심(虛心)

　그는 말이 많고, 또 말이 적습니다. 친우 앞에서 객쩍음 없이 말을 참 많이도, 참 잘 합니다. 삶의 지침이 될 귀한 말을 하고자 할 때는 이렇게 말이 많습니다. 허나 실없는 말은 안 합니다. 과묵합니다. 큰 강 같습니다. 큰 강은 넘칠 듯 넘실거리지만 큰 비에도 마냥 넘실댈 뿐입니다. 작은 여울은 마를 듯 졸졸대지만 조그만 빗방울에도 금방 넘칩니다. 작은 마음은 작은 여울 같아서 아주 작은 것조차 받아들이지 못합니다. 다 받아들이는 큰 마음, 허나 받아들였음마저 잊는 빈 마음이면 우리 삶이 참 좋을 것입니다.

　옥평권, 그는 큰 강 같은 분입니다. 큰 마음이면서 허심한 분입니다. 그래서 저는 그를 존경합니다.

해운(海雲)

'海不揚波 雲捲天晴(해불양파 운권천청)'
'파도 일지 않듯 편안하고 구름 걷혀 하늘 맑듯 항상 밝으소서.'

　얼마 전 그에게 제가 지어 바친 글입니다.

　그는 입버릇처럼 '베풂'의 삶을 살겠다고 늘 말해왔기에 다시는 아프지 말고 베풂의 삶을 이루라는 뜻에서 지어 바친 것입니다. 일신상에 항상 편안하시며 항상 밝으시며, 평소의 크신 뜻이 주님의 이름으로 파도를 잠재우며 구름을 걷어내어 평소의 크신 뜻처럼 오대양을 항상 편케 하시며 육대주를 항상 밝게 하소서.

　'해운(海雲)' 같은 귀한 삶이 되소서.

　이것이 저의 염원입니다.

　옥평권, 그에게 바치는 헌사입니다.

2014년 4월 초하루
존경의 마음으로 글을 올립니다.

신재용

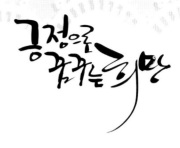

| 차 례 |

셋째 마당

사랑과 정성으로 이루어진 기적 -투병 지원기-

‖ 에필로그 ‖

감사와 사랑을……

　　말은 사고력이 따라오지 않으면, 생각한 것들을 언어로 구사할 수 없다고 한다.
　　나 자신이 발병 이전처럼 말을 잘 할 수 있기 위해서는 계속 사고력을 늘려야 한
다. 그래서 오늘도 사고력을 늘려가기 위해 끊임없이 말하기를 연습하며 일기를 쓰
고 있다.

　　2013년 4월 16일 발병 후 5월초부터 나는 언어치료를 시작했다.
　　처음 한 달 동안은 매일 단어 외우기와 말 따라하기를 하면서 언어훈련을 했다.
그 후 30일이 지난 후 일기쓰기를 시작했다. 내가 일기쓰기를 처음 시작한 날이었
다. 박선생과 아내는 내가 쓴 읽기를 읽고 얼마나 감동을 받았었는지 감탄해 마지
않았었다고 한다. 단어 공부를 시작한 지 며칠이 안 되어 한두 개를 겨우 알고 있었
을 때이다. 짧은 문장도 한두 개 더듬더듬거리며 만들 때였다. 그런 과정에 일기를
쓰다니 상상만 해도 신기했었다고 한다. 얼마나 놀라운 일이 일어났었는가? 기적
이 따로 없었다. 기적이 일어난 것이다.

　　박선생과 아내는 내가 첫 일기를 병상에 관한 내용을 주제로 하여 쓰지 않았을
까 라고 생각했다고 한다. 그런데 일기의 내용은 벚꽃이 피는 이야기로 시작했

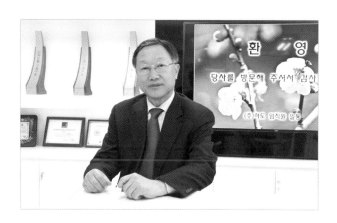

다. 모두에게 희망을 주는 주제로 글을 써 주어 감탄했었다고 한다.

　박선생과 아내는 나의 일기를 통하여 새 생명을 얻은 기적의 기쁨을 하나님께 감사드렸었다고 한다. 내가 발병한 이후 오늘날까지 병원에 가는 날에는 늘 아내가 내 옆에서 동행해 주고 있다.

　말을 다시 배운다는 것은 생각지도 못했었다. 그러나 다시 도전했다. 언어치료는 발병 후 가능하면 빠른 시일 내에 목표에 달성될 수 있도록 해야 했다. 병원에서는 박선생님이 적극적으로 지도해 주셨다. 집에서는 나의 친구인 조회장이 매일 전화를 걸어 헌신적으로 가르쳐 주었다. 힘들다는 생각은 없었다. 빨리 회복시키고 말리라는 신념을 갖고 열심히 공부했다. 공부를 하는 것은 내가 하기 나름이다. 나의 아내와 가족들 그리고 회사 직원들의 응원에 힘입어 빠른 시일 내에 98% 회복되었다. 아울러 내가 빨리 회복될 수 있도록 응원해 주신 많은 분들께 감사의 말씀을 드린다.

감사와 사랑을 모든 분께 올리며……

첫째 마당

오늘을 사는
삶의 시간들

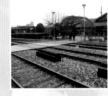

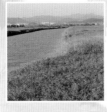

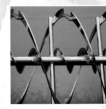

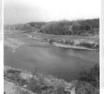
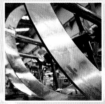

1. 전쟁으로 고향집을 떠나온 내 유년!

〈※ 2014년 2월 28일(금), 기록〉

　　　　　나는 평양 시내에서 태어났다. 아버님은 평양시에 있는 병원에서 치과의사로 근무하셨다. 내가 태어나 기억을 할 수 있는 나이가 되었을 때는 진남포시 도학리 572번지가 주소인 우리집에서 아버님이 치과병원을 운영하고 있을 때였다.

　내가 기억하기를 시작한 때는 만 4세였다고 생각된다. 한국전쟁이 한창일 때였다. 내 기억으로는 중공군들이 우리 병원에 치료차 찾아오는 날이면 '살리 샬리' 하는 말소리가 들리기 시작했으며 동네가 시끄러워졌다.

　그들이 병원에 찾아올 때마다 나는 괜시리 무서워져서 집 마당 한 켠에 있는 토끼장과 닭장에 숨어 있곤 했다. 중공군들은 어깨에 빵을 둘러메고 다니다가 꺼내 먹고 잔다는 이야기를 듣기도 했다.

어릴 적 나는, 물레방아가 도는 방앗간에 가서 놀곤 했다. 그러던 어느 날 나는 방앗간 기둥에 올라가 놀다가 그만 떨어지고 말았다. 기둥에 박혀 있던 못에 배를 찔려 수술을 했다. 나는 한동안 맛있는 것도 먹지 못한 채 누워 있었던 기억이 지금도 생생하다. 내가 아파서 누워 있었던 방에는 윗목에 수수깡으로 만든 창고가 있었고, 그곳에는 고구마가 많이 쌓여 있었다. 나는 또 마당에서 늘 토끼와 닭과 함께 놀았다.

늦가을이 되면 어른들은 도랑에서 물을 퍼내 참게잡기를 했다. 할아버지는 나를 업고 거의 매일 갈대밭을 지키러 나가곤 하셨다. 할아버지와 갈대밭에 사는 게를 잡으며 갈대밭에서 놀던 추

할아버지를 따라 갈대밭에서 참게를 잡곤 했다.

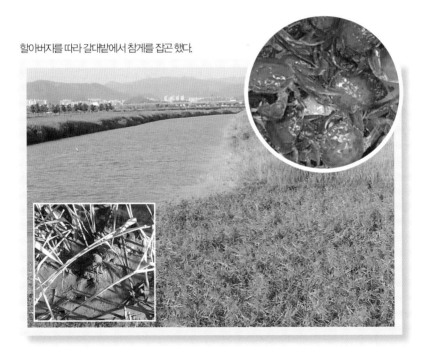

억이 아린하다. 잡은 게는 도망도 잘 못 가는 작은 게였음에도, 도망가지 못하게 한다고 다리를 부러뜨려 주머니 속에 넣고는 했다. 집으로 돌아오는 길에는 할아버지 등에 업혀 잠들곤 했다.

어머니는 자주, 특히 내가 칭얼거릴 때는 달래주려고, 주먹밥을 만들어 주셨다. 지금처럼 영양을 따져가며 골고루 식재료를 넣은 것이 아닌, 그저 밥에 소금을 섞어 꼭꼭 뭉친 덩어리주먹밥이었지만 어머니의 정성이 들어 있어 참 맛있었다.

그리고 아이들과 동네에서 놀 때는 방공호에 가서 놀 때가 많았다. 방공호에 가서 카바이트 덩어리를 흙 속에 묻고 그 위에 오줌을 누어 흙을 적셔 놓았다. 그런 후, 젖은 흙더미 위에 나뭇가지로 찔러 놓으면 가스가 솟아올랐다. 그리고 가스가 솟는 구멍에 성냥개비로 불을 지피면 불이 솟아올랐다. 그러면 방공호 안이 환해졌다. 한참 전쟁을 할 때라서 아이들이 놀 곳은 별로 없었다. 아이들과 동산에 올라가 남포제련소의 굴뚝을 보며 전투기들이 포격하는 것을 구경하기도 했다.

우리들은 어느 날 새벽, 고향집을 떠나 피난길에 나서기 시작했다. 12월 5일 진남포에서 출발한 피난길은 근 20여 일이 지난 12월 24일 밤에 서울 마포의 어느 빈집에 도착했다. 아버님은 젊은 나이에 교회에서 장로의 일을 보셨었다. 6·25전쟁이 발발하자 인

민군에 붙들려 매도 많이 맞고 고생하셨다. 전쟁기간 중에는 피신해 숨어 지내시다가 국방군이 압록강까지 진출하면서 중공군이 처내려오고 다시 퇴각하기 시작하자 남쪽으로 내려오기로 결심하셨다. 그때 나는 만 3년 8개월로, 나이는 다섯 살이었다. 여동생은 아직 잘 걷지도 못하는 만 1년 8개월짜리였다. 두 형님은 국민학교 1학년, 3학년이었으므로 걷는 데에는 문제가 없었다. 아버님께서는 어린 여동생은 업고 가면 되니까 별로 문제가 없는데, 나는 업고 가기도, 걸려서 데리고 가기도 힘든 상황인지라 고민하다가 할아버지와 할머니께 나를 맡겨 놓고 떠나기로 작정했다. 평소에 할아버지는 나를 참 많이 사랑하셨다. 아버님은 할아버지에게 다시 나를 데리러 올 터이니 잠시만 기다려 달라는 말을 남긴 채 먼저 피난길을 떠났다. 그러나 나는 그때 많이 울었다. 그런데 나의 울음소리에 발걸음을 뗄 수 없었던 어머님은 아버지의 만류에도 불구하고 우겨서 다시 집에 가서 울고 있는 나를 데리고 남으로, 남으로 떠났다.

어머님은 "우리는 삶을 사는 동안 매일 선택하면서 살아가지만 그때의 선택은 평생 잊지 못할 선택으로 기억에 남는다."고 늘 말씀하셨다. 그렇지 않았으면 어머님은 평생 동안 셋째아들 생각에 후회했을 것이라고 하셨다.

내가 혼인하는 날, 결혼식장에서 어머님은 아내에게 "평권이가 이 아주마이를 만나러 평양에서 왔구만!"이라고 말씀하셨다. 전쟁 중에 많은 사람이 헤어졌지만, 나는 이머님이 잘 챙겨주셨다. 피난을 가지 않고 할아버지와 같이 집에 머물고 있었다면 아내와의 귀중한 만남도 없었을 것이다. 후에 아내는 어머님이 결혼식장에서 했던 말의 의미를, 그때는 몰랐었다고 한다.

피난 중에 밤이 되면 우리는 볏짚단으로 만든 집에서 잠을 잤다. 아침이 되어 아침밥을 먹으려고 보니 갖고 떠났던 주먹밥은 꽁꽁 얼어 있었고, 어머니는 우리에게 그 주먹밥을 먹일 수밖에 없었다. 그리고 또다시 며칠 밤을 걸었다. 모두들 오랫동안 걸어서 지쳐 있었다. 한참 걸어오다 보니 사리원 근처를 지나고 있었다. 아버님은 사리원에서 자전거 한 대를 구입했다. 아버님은 나를 자전거 위에 태웠고 같이 가는 일행 아저씨는 지게를 갖고 와 지게 위에 짐을 지고 걸었다. 피난민들이 걷는 근처에 와보니 군인들이 밤사이에 계속 달려왔는지 시뻘겋게 달궈져 있는 탱크들과 흑인들이 어우러져 있었다. 전쟁 속에서 군인들은 민간인들의 피난 행렬을 아무런 말도 없이 구경하고 있었다. 지금도 생각해 보면 한국에까지 와서 전쟁에 참가해 주었던 외국 군인들에게 눈물겹도록 감사드렸어야 할 일이었다. 앞으로는 나처럼 고향집을 등지고 멀리 피난까지 와서 살아야 하는 일이 다시는 없었으면 한다.

우리는 임진강을 건너기 전에 임진강가에서 하룻밤을 지내게 되었다. 그때 미숫가루 한 자루를 주웠다. 잃어버린 분에게는 안된 일이었다. 배고프고 먹을 것이 없었는데 정말 감사할 일이었다. 밤사이에 피난민들 틈에 끼어 나룻배로 임진강을 건넜다. 내려준 곳은 갯벌이었다. 야밤에 갯벌 속에서 길을 찾아가야 했다. 이때 작은형님은 갯벌을 건너다 수렁에 빠졌다. 한참 후에 갯벌에 빠져 흠뻑 젖은 작은형님을 갯벌 수렁에서 건져냈다. 피난길에 아무도 없는 빈집에 들러 하룻밤을 지냈다. 우리는 12월 24일 밤에 서울에 도착하여 일제강점기에 우리나라 최초로 지은 서대문 근처에 있는 작은 아파트에서 하루를 지냈다.

하룻밤을 자고 난 후, 우리는 서울역으로 가서 기차를 탔다. 우리가 탄 기차는 화물차인 데다가 기차의 지붕에 겨우 자리를 잡았다. 화물차에 오른 어머니는 애들이 기차에서 떨어질까 봐 다리를 펴지도 못한 채 앉았다. 기차에서 내려보니 어머니는 다리가 모두 얼어붙었었다고 한다. 여러 시간이 지난 후에 기차는 대전역에 도착하였다. 그런 후 며칠 동안 대전역에서 생활했다. 우리 가족들은 대전역 근처 숙소에 자리를 잡았다. 가정에서 사용하는 난방연료는 기차의 화차에서 버려진 석탄찌꺼기를 주워다가 사용했다. 그런데 석탄 가스 때문에 모두들 고생했다.

힘들고 어렵던 겨울도 따사로운 햇살을 앞세우고 다가오는 봄기운에 자리를 내주며 물러가고 있었다. 봄은 기어코 다시 찾아왔다. 역 관사 근처 밭에 나가 보면 그 전 해에 심어 놓았던 마늘 새싹이 솟아 나와 파다가 구워 먹었던 기억도 난다.

큰형님은 우리 모두 먹고 살아가야 하니까 시장에 나가 오징어 장사를 했다. 오징어 장사는 아무나 할 일이 아니었다고 했다. 형님은 배가 고픈 나머지 팔려던 오징어 다리 중에 짧은 다리 한 개 정도는 잘라 먹어도 모르니까 본인이 잘라 먹곤 했단다. 그리고 우연히 고모부님과 고모님을 대전 길가에서 만났다. 그런 후, 우리는 이리시로 이사를 와서 외할아버지께서 계신 외갓집에 임시로 정착했다. 외할아버지는 이북에서 월남하여 이리시로 먼저 피난을 오셨었다. 외할아버지는 평양시에서 신학교의 교장이셨다. 한국이 해방된 후 남·북한이 오가는 것이 점점 어려워지기 시작하자 외할아버지는 먼저 남쪽으로 이사를 왔다. 그리고 외할아버지는 이리시 만성리에서 목회를 하면서 홀로 외롭게 살고 계셨었다. 외할아버지는 일찍 외할머니를 여의고 혼자 되셨다. 만성리는 바다와 가까운 만경강을 끼고 있었다. 여름이 되면 외삼촌들은 만경강에 나가 개구리를 잡아 뒷다리를 구워 먹었고, 뱀도 잡아 껍질을 벗겨 구워 먹었다. 강에 나가면 그물을 쳐서 가물치도 잡아 국을 끓여 주었다. 그때는 먹을 것이 없던 시절이라 개구리, 뱀, 가물치 등을 닥치는 대로 먹었다.

그 후 우리들은 외가와 떨어진 동네에서 잠시 살았다. 해가 바뀌어도 끼니를 때우는 먹거리 걱정은 매일 똑같았다. 봄철이 되어도 먹을 양식이 없었다. 논두렁에서 풀을 뜯어다가 아무것도 넣지 않고 국을 끓여 먹으면서 연명을 했다. 물에 풀 이외에 아무것도 넣지 않고 끓여 봐라. 순수하게 풀만을 넣고 끓인 엽록소국이라고나 할까?

　그런데 외삼촌이 우리집에 다니러 오시다가 꿩 반 마리를 손에 들고 오셨다. '웬 꿩이냐'고 물으니, 외삼촌이 우리집에 다니러 오다가 논두렁에 잘 날지 못하는 꿩을 만나게 되었단다. 외삼촌은 꿩을 잡으려다 놓치고…… 잡으려다 놓치고…… 하기를 연거푸 하시다가 꿩이 동네의 어느 집 부엌으로 도망가자 그 집에 찾아가서 꿩을 잡으려고 했으나 이미 집 주인이 꿩을 잡아 놓은 상태였다. 외삼촌은 주인과 협상하여 꿩을 반 마리씩 나누어 갖기로 하고, 그 반쪽의 꿩을 우리집에 갖고 오시게 되었다. 오래간만에 외삼촌 덕분에 꿩 고기에 야채를 듬뿍 넣고 국을 끓여 온 식구가 맛있게 먹었다.

　내가 나이가 어려 아직 국민학교에 다니지 않았을 때였다.

　가을이 되어 이사를 간 곳은 이리국민학교 교장사택이었다. 단지, 어머님의 말씀에 의하면 쌀밥까지는 잘 해먹지 못했어도 보리쌀 정도는 늘 창고에 쌓아 두고 먹었단다. 간식으로는 고구마

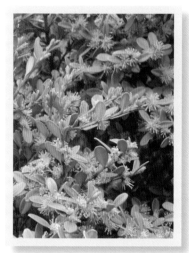
도장나무(회양목)

를 주로 삶아 먹있는데 불 조절을 잘 못하여 고구마를 삶아 먹는 솥을 자주 태웠었다. 이리국민학교 교장사택은 동네가 옛날 일제시대에 조성된 동네인지 깨끗했다. 사택의 정원은 예뻤고 봄이면 도장나무(회양목) 잎에 물이 올라 아름다웠었다고 기억된다.

이리시에 살았을 때 화폐개혁을 실시한 것 같다. 우리나라에서 지폐개혁을 단행했다는 이야기를 들었다. 이리역 근처에 사람들이 웅성거리며 모여 있었다. 새로 만들어진 돈의 색깔을 보니 붉은 색깔을 띠고 있었다.

어머님의 말씀에 의하면, 아버님은 이리에서 살면서 목사가 되기 위하여 대구에서 신학공부를 하고 계셨단다. 그런데 어느 날 사기꾼이 어머니를 찾아왔다. 사기꾼은 아버님이 사고가 나서 긴급히 돈이 필요하다며 거짓말을 했다. 사기꾼은 아버님이 대구에 출타중이어서 어머니가 사실을 확인할 길이 없음을 알고 거짓말을 했으나, 나중에 알고 보니 사기였다는 것이 밝혀졌고, 어머님은 손해를 입은 것도 없었다.

아버님은 월남하신 후 곧바로 신학교에 입학하여 신학공부를 시작하셨으며, 이리시에서 우리들의 먹고 사는 문제는 어느 정도 해결되었었다. 그동안 삶이 어려운 피난 시절임에도 불구하고 아버님은 대구까지 가셔서 신학공부를 시작하셨던 것이다.

아버님은 우리들이 이사할 집을 대구시 대명동에 마련해 놓으셨다. 아버님은 학교 수업이 없는 날은 병원에서 근무하셨는데, 치과병원에는 손님이 끊임없이 찾아왔다.

막내동생은 전쟁 중인 1952년에 이리에서 태어났다. 나는 이리시에서 국민학교 1학년에 입학하였다. 집에서 학교까지는 조금 걸어서 다녔던 것으로 기억한다. 학교에 갈 때 책가방이 없어서 보자기에 책을 싸서 어깨에 둘러메고 다녔다. 우리들은 학교에 책을 갖고 갈 때는 보자기를 펴 놓고 책들을 둘둘 말아 묶어서 들고 가든가 아니면 책보자기를 겨드랑이에 차고 다녔다.

대구로 이사를 온 후 나는 복명국민학교에 1학년으로 다시 입학하였다. 복명국민학교는 일제 때 지어진 건물이었다. 막 2학년으로 올라갔을 때였다. 나는 거짓말을 한다고 선생님께 불려갔다. 교무실에 불려가 수업도 못받고 종례가 끝난 후에도 계속 무릎을 꿇고 손을 들고 앉아 있었다. 여자 담임선생님은 나에게 거짓말한 내용을 말하라고 계속 집요하게 물었다. 나는 친구가 잃어버린 돈을 내가 가졌다고 농담으로 말을 했었다. 내 친구는 자신의 돈을 내가 가져갔다고 선생님께 고자질을 했고, 내가 거짓말을 하는 바람에 선생님 앞에 불려가 하루 종일 교무실 한구석에 무릎을 꿇고 앉아 있어야 했다. 거짓말을 한 대가는 내가 마땅히 받아야 할 일이었다. 선생님은 내가 거짓말을 한다고 혼을 내셨다. 그날 선생님은 늦은 시간까지 나를 붙들어 두었었다. 그런 일이 있은 후 나는 반성을 많이 했다. 그리고 농담으로도 거짓말을 못하는 사람이 되었다. 선생님은 나에게 정직하게 살아야 된다는 정신을 심어주었으며 오늘날 하도의 정신인 '정직, 진실, 성실'로 이어졌다.

처음 대구시 대명동 피난 시절에, 우리는 대구시에서 피난민을 위해 단체로 지었던 텐트 집에서 살았다. 텐트 집은 한 건물을 4개로 나누어 한 텐트에 4세대가 살았다. 어머님은 우리집 앞에서 구멍가게를 했으나, 장사를 벌려 놓기는 했었지만 잘 하시지는 못했다. 우는 아이들이 있으면 가게에서 먹을 것을 먼저 가져다 주셨었다. 어머님은 이웃에 대한 사랑이 넘쳤었다.

나는 학교가 끝나면 곧장 집으로 돌아와 동생을 업어주곤 했다. 큰형님은 학교에서 돌아오자마자 가방을 내던지고 친구들과 놀기 바빴다. 큰형님은 친구들과 함께 놀러 다니다가 늦게야 집에 돌아왔다. 어머님은 늘 큰형님께 애는 안보고 놀다가 왔다고 야단을 쳤다. 어느 날 어머님은 구멍가게도 잘 안 되어 가게 문을 닫았다. 어머님은 자선사업가이지 장사꾼은 아니었다. 거저 나누어 주는 데에는 선수셨다.

　어느 크리스마스 이브 날, 텐트로 만든 우리집에서 불이 났다. 어머님은 여동생과 어린 남동생을 데리고 크리스마스 행사에 참석하러 교회에 가셨었다. 아버님은 몸이 불편하여 누워 계셨었고, 나와 작은형님은 자고 있었다. 그런데 '불이야' 하는 소리와 함께 텐트 내에 붙어 있는 우리 앞집에서 불이 붙는 것이었다. 우리집 문 앞에서 불길이 솟아 들어갈 수가 없었다. 아버님은 갑자기 당한 일이라 어떻게 대처를 할 수가 없었다. 우리 앞집에는 사람들이 외출하고 아무도 없었다. 추운 겨울날, 사람들은 간이식으로 난방을 했다. 태우다 남은 석탄 불덩어리를 대야에 넣고 이불로 덮어 놓았다가 발 아랫목에 놓으면 잠잘 때 따뜻하기 때문에 종종 이용하고 있었다. 그런데 이불 속에 넣고 나갔던 화로에서 열이 나면서 바람에 불이 붙었던 것이었다. 소방서에서 불자동차가 오고 불을 끄느라 시끄러웠다. 그런데 나는 아무 일도 없던 것처럼 옷을 껴입고 텐트 집을 기어나왔다.

　나는 잠을 잘 때에는 늘 벗은 옷을 잘 접어서 머리맡에 놓고 잔다. 그날도 '불이야' 소리를 듣자마자 비록 방안은 깜깜하였지만 내 옷을 쉽게 찾아 입었다. 우리집 앞은 불 때문에 출입구가 막혔었다. 비상구를 찾아보니 텐트 내에서 우리집의 뒤편에 빈 집터가 있었다. 그래서 나는 그 집 내부를 가로질러 텐트 자락을 제쳐 올리고 빠져나왔다. 이때 나는 집 밖에서 나를 찾던 어머님을 만났다. 그런데 먼저 나온 작은형은 홀딱 벗고 서서 추위에 떨고 있었다. 어머님은 내 옷 한 겹을 벗겨 작은형에게 입혔다.

나는 늘 정리정돈하고 준비하는 정신이 몸에 배어 있다. 지금까지도 '미리 준비하는' 나의 습관은 여전하다.

아버님은 대구에서 신학교를 마치신 후 동두천에 개척교회를 세웠다. 나는 대구에서 동두천국민학교 3학년 중반으로 전학했다.

국민학교 4학년 때였다. 어느 여름날 이웃동네 친구 집에 놀러갔다. 동네 어귀에서 봄을 알리는 새인 '때까치' 우는 소리가 들려왔다. '때까치' 소리를 들어보니 나무 위 둥지 안에서 새끼들이 놀고 있었다. 높은 나무였지만 올라가 새끼들을 잡아야겠다는 생각이 들었다. 나는 평소에 나무타기를 잘 했다. 나는 즉시 나무에 올라

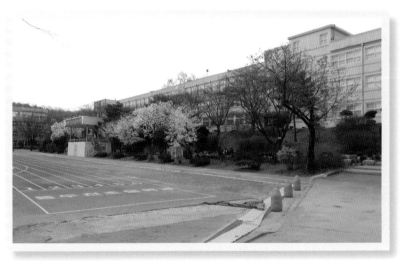

동두천초등학교(2014년 전경)

갔다. 새 둥지가 있는 나무에 올라가자마자 '때까치' 새끼들은 소리를 내며 모두 둥지를 박차고 나와 높은 나뭇가지 아래 논바닥 속으로 사라졌다. 다시 나무 아래로 내려와 새 새끼들을 잡으려고 했지만 한 마리도 찾을 수가 없었다. 이때 산속에서는 꾀꼬리 우는 소리가 들렸다. 이어서 뻐꾸기 소리가 메아리치며 멀리까지 울려 퍼졌다. 벼는 모내기를 마친 지 얼마 안 되었을 때였기 때문에 조금밖에 자라지 않았을 때이다. 나는 자연과 더불어 살았다.

동두천국민학교의 단체 소풍은 매년 봄·가을을 걸쳐 소요산까지 걸어갔다. 소풍을 가는 날에는 학교에서부터 소요산까지 양쪽 대로변에 두 줄로 서서 걸어갔다. 소요산에 도착하면 제1폭포는 저학년생들이 노는 곳이었다. 제2폭포는 고학년생들이 올라가는 곳이었다. 제2폭포 옆에는 절이 있었다. 그 당시에 상당수의 애들 사이에선 진달래꽃을 꺾는 것이 유행이었다. 진달래꽃이 피는 시절이 돌아오면, 사람들은 남녀노소를 막론하고 산에 놀러갔다가 귀가할 때면 꽃을 꺾어 돌아오곤 했다. 꺾어온 꽃은 집에 오기도 전에 시들어 버렸다. 자연사랑을 외치기 전에는 어느 누구도 꽃을 꺾는 것을 말리지 않았다.

겨울이 되면 나는 동두천의 강물에 가서 얼음지치기를 하며 놀기에 바빴다. 매일 썰매를 갖고 놀러 다녔다. 얼음이 녹기 시작한 어느 봄날, 나는 썰매를 타다가 얼음이 깨져 버리는 바람에 강물에 빠졌다. 얼음물에 옷이 흠뻑 젖어 대충 물기를 찌고 쥐불에 대강 말려서 집에 온 적이 있었다. 어머님은 먹고 살기가 바쁜 시절이라 애들 옷이 물에 젖었는지 어떤지 관심 쓸 겨를조차 없었다. 강가에서 덜 말린 옷을 입고 와 아랫목에 이불을 쓰고 앉아 있으면 이불 속에서 무럭무럭 김이 나곤 했다. 그리고 구수하고 시큼한 냄새가 났다.

부모님은 교회만 전념하시느라 애들을 돌볼 시간이 없었다. 학교에서는 매년 한 번씩 신학기 때가 되면 가정환경조사서를 작성하게 했다. 학교 선생님이 가정환경조사서를 제출하라고 하면 '방임'이라고 써서 제출하곤 했다. 아버님은 매일 교회 일로 바쁘셨다.

국민학교 4학년 겨울이었다. 겨울철에 연날리기를 하는 것은 재미있었다. 연날리기가 재미있어서 한번 연날리기를 시작하면 시간 가는 줄을 모르곤 했다. 한번은 집 근처에서 연날리기를 하다가 담임선생님께 들켰었다. "공부는 안 하고 연날리기만 해서 되겠냐"는 말씀을 들었다. 나는 즉시 날리던 연타래를 걷고 연날리기를 멈추었다. 그런 후 한참 시간이 지났다. 나는 다시 연날리기를 시작했다. 시내에 볼 일을 마치고 집앞을 지나시던 선생님과 나는 다시 마주쳤다. "아직도 연을 날리냐?"고 말씀하셨다.

나는 매일 시간이 나면 노는 데에만 관심이 많았다. 공부는 할 줄도 몰랐고, 방법도 몰랐을 뿐만 아니라 더더구나 공부를 가르쳐 주는 사람도 없었다.

게다가 나는 구슬치기를 너무나 잘 했다. 얼마나 잘 했는지 구슬치기를 하면 매번 따곤 했다. 나는 친구들과 구슬치기를 하면 딴 구슬을 돈으로 바꿔주고 다시 구슬 따먹기를 하여 따 먹고, 따 먹곤 했다. 우리집에는 구슬 따먹기에서 따온 구슬을 보관하는 깡통에 그동안 따온 구슬들이 수북하게 쌓여 있었다. 내 구슬치기에는 당할 친구가 없었다. 구슬치기도 기술이었나 보다.

동두천국민학교 5학년 추석 때였다. 추석날 형님 친구들과 함께 산에 놀러 갔었다. 산에서 달래, 밤 등등 야산에서 나오는 각종 과일들을 따 먹고, 주워 먹고, 집에 도착해서는 송편 등을 얼마나 많이 먹었든지…… 밤에 배가 아파서 고생했다. 나는 산에 다니다 보면 그냥 다니지는 않았다. 효성이 지극한 아이였다. 산에 놀러가서는 산나물도 캐오곤 했다.

어느 봄날에는 산에 가서 '산나물', '훗잎나무잎' 등 나물들을 따서 주머니에 가득 채워 삿고 왔다. 어머님은 내가 나물을 뜯어오는 날이면 "한 끼 반찬거리는 되겠구나!" 라고 말씀하시면서 그날 뜯어온 산나물로 저

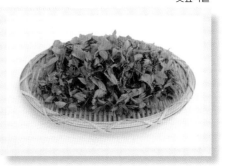

훗잎나물

녁반찬을 만들어 주셨다. 그리고 추수철이 되면 논에 나가서 벼메뚜기를 잡았다. 벼메뚜기는 풀에 꿰어 집에 가져와 식구들과 냄비에 기름을 넣고 볶아 먹었다.

아버님은 다시 전곡교회로 옮기셨다. 나는 국민학교 6학년 2학기에 전곡국민학교로 전학했다. 가을학기에 학교에 등록하자마자 나를 못살게 구는 강적을 만났다. 늘 쳐다보며 못살게 굴었다. 마치 개 우리에 개가 들어오면 기존의 대장 개가 싸움을 걸어와 다시 대장을 정하기 위해 싸우는 것과 같은 일이 벌어진 것이었다. 학교에 전학 온 지 며칠 안 되었을 때였지만 그동안 나를 좋아하는 친구들도 생겼었다. 나는 싸움은 잘 할 줄도 몰랐고 무섭고 두려웠다. 그렇지만 나를 못살게 구는 친구와 싸움을 해야 할 운명이 닥쳤다.

드디어 나는 한 판 붙자는 도전장을 받았다. 우리는 들판에 나가 임의의 장소에서 싸우기로 했다. 나를 좋아하는 3~4명의 친구들이 참석했다. 나와 싸움을 할 친구는 외톨이라 따르는 친구가 없었다. 싸우다가 깨물거나 돌 같은 것을 들고 하지 않기로 결의했다. 마치 개들이 싸우는 것과 같은 싸움이 시작되었다. 싸움터는 동네 근처 우물가였다. 나는 상대와 신나게 싸웠다. 싸우던 상대는 기술로는 안 되겠다고 생각되었는지 물어뜯기 시작했다. 나와 상대는 한참 뒤엉켜 싸우다가 친구가 물어뜯는 바람에 싸움

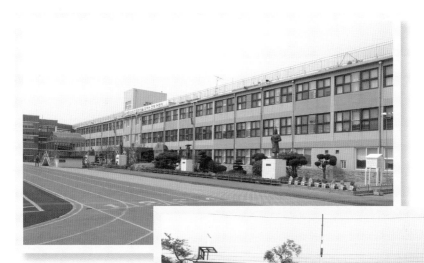

전곡초등학교(2014년 전경) ▲

전곡제일교회(2014년 전경) ▶

은 엉망이 되고 말았다. 상대는 비상식적인 행동을 하기 시작했다. 싸움상대는 나와는 상대가 되지 않았다. 나는 상대방을 실컷 때려 주었다. 상대방은 코피를 쏟기 시작하더니 비신사적인 행동으로 나의 팔을 깨물기 시작했다. 싸움에 참석했던 친구들은 싸움을 뜯어 말리기 시작했다. 나는 상대를 피하기 시작했고 도망가기 시작했다. 친구들은 모두 나의 편을 들어 주었다.

　그날 이후 나를 못살게 굴었던 애들은 없어졌다. 새로 전학 온 학교였지만 담임선생도 나를 아껴주었다. 한 학기만 다녔을 뿐인

데도 불구하고 졸업식 내 우등상을 주며 졸업을 축하해 주었다.

동두천국민학교 담임선생님은 "서울의 중학교에 진학하려면 국민학교 2학기만 동두천에서 공부하면 될 터이니, 전학을 가지 말고 다니라"고 조언을 해주셨었다. 그런데 나는 부모님과 같이 생활하면서 학교를 다녀야 했다. 동두천국민학교에서 공부를 마쳤으면 인생이 바뀌었을지도 모른다. 그러나 전곡에서 동두천국민학교에 통학을 하며 공부하는 것은 나 스스로 해결하기는 힘든 일이었다.

지금 그때를 생각해 보면 동두천국민학교 담임선생님의 판단이 옳았다고 생각한다. 좋은 선생님이셨다. 그러나 좋은 것을 알고는 있었지만 나를 지도해 줄 부모님도 여유가 없었다. 새로운 교회로 이사한 지 얼마 안 되었을 때라서 나의 학교까지 생각해 줄 여유가 없었다. 시골학교에서 우등을 했으므로 서울 중학교에 시험을 치르면 합격이 가능하다고 판단한 부모님과 형제들의 결정이었다. 시험은 보기 좋게 떨어졌다. 시험 치르는 날 시험문제를 보니 내가 전혀 보지도 듣지도 못했던 문제들로 가득했다. 시골학교에서 공부한 실력으로는 도저히 해결할 수 없는 문제들이었다. 공부하는 틀이 달랐다. 입시에 관한 정보도 없었다. 학교를 조금 낮추어서 입학을 했더라면 나의 인생이 달라졌을지도 몰랐다.

지금 생각하면 그런 미련 때문에 더욱 분발할 수 있었는지도 모른다.

2. 가난 속에서도
소년의 꿈이 자라고……

〈※ 2014년 3월 10일(월), 기록〉

그 후 나는 서울에서 중학교를 다녔으며, 방학 때가 되면 전곡에 있는 집으로 왔다.

전곡국민학교는 한탄강 언덕에 있었다. 겨울이 되면 한탄강에서 전국빙상시합을 실시하곤 했다. 한탄강이 가까이 있어서 봄날이 되면 한탄강 물에 견지낚시를 하는 것이 재미있었다. 잠시 동안만 견지낚시를 해도 주전자로 한 통씩은 낚아왔다. 잡은 생선은 반찬거리를 하기에도 좋았을 뿐더러 맛도 좋았다.

어머님은 어려운 살림 속에서도 교회사택 근처에서 닭을 길러 양계도 했고, 텃밭에서 야채도 기르며 우리들의 생활을 꾸려 주셨다. 어느 날은 내가 놀러 다니다가 배가 고파 집에 돌아와 먹을 것을 찾았다. 부엌 칸을 뒤져 보니 마침 두부 한 모가 발견되었다.

어머님이 식구들 반찬을 하려고 준비해 놓았던 것이 아니었나 생각된다. 처음에는 조금만 떼어 먹으려고 생각했었다. 그런데 막상 먹다 보니 반 모 정도를 먹어 버렸다. 그러다가 마침내는 두부 한 모를 모두 먹어 버렸다. 놀다가 들어와 너무 배가 고파 맛있게 먹다 보니, 반찬을 해서 온 식구들과 먹었어야 할 두부를 그만 혼자 먹어 버렸으니 야단맞을 일이었다.

어머님은 두부가 없어진 것을 나중에 아시고도 야단을 치지 않았다. "잘 했다"라고 하시면서 "잘 먹었니? 배가 고팠었구나!"라고 웃으면서 말씀하실 뿐이었다. 어머님은 한 끼의 반찬을 하려고 준비해 놓았던 것인데 아들이 혼자 훌랑 다 먹어 버렸으니 황당하기도 하셨을 것으로 생각된다. 지난 세월을 생각해 보니 여자들이 매일 끼니마다 반찬을 준비하느라 얼마나 수고를 많이 하는지 실감하는 대목이다.

나는 중학생 때 친구와 같이 자전거를 배웠다. 처음에 친구 집에서 자전거를 빌려 배웠다. 처음에 배울 때에는 어른들이 타는 자전거를 빌려 탔기 때문에 의자 높이가 맞지 않았다. 친구가 자전거를 붙잡아 주어 타는 것을 배우기는 했지만 너무나도 많이 넘어져 자전거 발판이 휘어지고…… 또 고치고…… 또 고치면서 배웠다.

친구와 나는 나중에 잘 타게 된 후부터는 함께 자전거를 빌려서 먼 곳까지 여행을 했다. 우리가 자전거를 배울 때에는 어린이용 자전거는 빌려주는 곳도 없을 때였다. 나는 중학교 2학년 때 적기에 자전거를 잘 배웠다고 생각한다.

큰형님과 외삼촌은 나이 차이가 얼마 나지 않아서 늘 친구처럼 지냈다. 두 분은 고기잡이를 즐겼다. 연천군 군남면 임진강변의 연못에 어느 가을날 고기잡이를 나갔었을 때이다. 내 생각에는 연못에 있는 고기는 모두 잡았을 정도로, 고기라면 큰놈 작은놈 가릴 것 없이 잡히는 대로 모조리 잡았다. 낚싯대를 몇 개씩 걸쳐 놓고 낚시로 고기를 잡았다.

농촌생활은 여름은 그런대로 살 만하지만 가을을 보내고 겨울 초입이 되면 겨울나기 준비에 바쁘다. 늦가을이 되면 날씨가 을씨년스러워지며 마음이 쓸쓸해지기 시작한다.

어릴 적 집 방문은 창호지를 바른 것이었다. 늦가을로 접어들면서 창호지가 뜯겨진 곳에 새로운 창호지를 덧바르면 어떨까를 생각해 보았다. 창호지가 너무나 땜질을 많이 해서 지저분했다. 그래서 기존의 창호지를 뜯기 위해 물로 문틀을 적셔서 창호지를 벗겨내고 기존의 창호지를 떼어내는 작업을 해야 했다. 창호지를 바르기 전의 안방 안은 문틀만 남아 있는 상태라서 기온이 낮아 방안이 썰렁했다. 밀가루로 풀을 쒀서 문틀에 칠한 뒤 창호지를 바르던 작업이 생각난다. 늦가을의 쓸쓸했던 추억이다.

주수한 후의 농촌은 잎이 떨어신 계절이라 모든 녹색이 사라져 주변은 황량할 뿐이다. 늦가을과 겨울의 농촌은 할 일이 없고 쓸쓸할 뿐이었다. 그 후 나는 농촌생활을 싫어하게 되었다.

아버님은 전곡에서 개척교회를 하시느라 정신없이 바쁘셨다. 어머님은 아버님과 함께 교회 일을 보시느라 바쁘셨고 생활도 어려웠다. 자녀들과 대화를 나눌 시간조차 없었다. 자식들을 방임 상태로 '그저 어떻게 되겠지' 하고 하나님께 맡기고 살아갔다고 생각된다.

우리 형제는 모두 같은 중·고등학교를 졸업한 동문이다. 우리 형제들은 미션스쿨을 사랑하시는 부모님의 권유로 모두 미션스쿨을 다녔다. 나의 여동생은 미션스쿨 여자중학교를 졸업했다.

나는 중학교 2학년 때 학비를 제때 내지 못해 공부도 못하고 학교에서 쫓겨났다. 이느 날 학비를 못 낸 학생들은 꼭 돈을 준비헤 오라는 선생님의 엄한 말씀과 함께 집으로 돌려보내졌다. 나는 학교에서 수업 중에 가방을 챙겨 들고 집이 있는 전곡면으로 출발했다. 기차는 용산역에서 출발하여 청량리역, 의정부역, 동두천역을 거쳐 전곡역으로 향했다. 기차가 전곡역에 도착하여 집에 와보니 깜깜한 밤이었다.

아버님과 어머님은 집에 안 계셨다. 등록금을 받아 다시 다음날 아침에 학교를 가야 하는데, 막상 집에 와 보니 부모님도 집에 계시지 않아 걱정이었다. 부모님은 전곡에서 자동차로 1시간 남짓 걸리는 곳인 청산리교회에서 하는 부흥회에 참석하시느라 출타 중이셨다. 주변에 사시는 분의 말씀에 따르면 부모님께서는 그날 밤은 그곳에서 주무시고 그 다음날 귀가하실지 모른다고 하셨다. 나는 걱정이 되어서 초행길이었지만 청산리를 향하여 부모님을 찾아 나섰다. 깊은 밤이어서 쉽게 교회를 찾을 수가 없었다. 겨우 찾고 보니 아직 교회는 예배 중이었다.

어머님은 "웬 일이냐"고 하셨다. 나는 어머님과 눈이 마주치는 순간 눈물을 와락 쏟으며 울고 말았다. 등록금 때문에 왔다고 했다. 그러나 어머님은 부둥켜안고 위로해 주기만 하면서 담담한 마음을 잃지 않고 계셨다. 나를 꼭 끌어안고 기도해 주셨다. 학비는 걱정하지 말라고 하셨다. 아버님은 학비를 낼 기간을 약속하는 한 장의 편지글을 써 주셨다. 그런 일이 있고부터는 학비를 낼 기간이 지났을 때에는 기한 전에 낼 약속을 하는 편지(약속 수표?)를 한 장 써서 보내주곤 하셨다.

나는 커서 불우이웃을 도울 수 있는 처지가 되면 장학재단을 만들어 도울 수 있으면 좋겠다고 생각했다. 공부는 누구나 해야 하고 시켜야 한다.

경기도 전곡에 있는 한탄강은 전곡의 동남서쪽을 끼고 돌고 있

다. 나는 방학이 되면 사시사철 한탄강에 놀러 가곤 했다. 한탄강
(漢灘江)의 옛 이름은 체천이었으나, 궁예와 그의 군졸들이 한탄
한 곳이라 하여 한탄강(恨灘江)이라고 하였으며, 6·25전쟁 당시
에 많은 반공인사들의 처형장이기도 했던 한(恨) 많은 강이기도
하다. 임진강으로 유입되는 이 강의 현재 명칭은 '한(넓은) 여울'
이라는 漢灘江으로 쓰이고 있다.

나는 고등학교 1학년 여름방학이 끝날 무렵에 친구들과 한탄강
으로 수영을 하러 갔었다. 우리들은 수영을 하며 참 재미있게 놀
고 있는 중이었다. 노는 재미에 미처 떠드는

사방으로 전곡을 끼고 도는 한탄강(2014년 전경) ▶

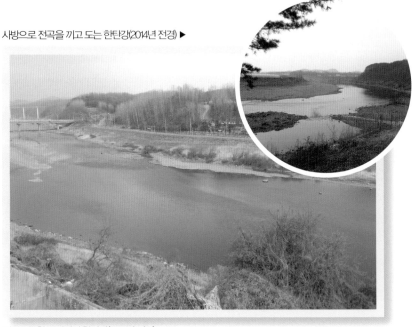

전곡초등학교 뒤편의 한탄강(2014년 전경)

소리도 못 듣고 있었다. 그런데 멀리서 "애 떠내려가요"라는 소리가 들렸다. 잠시 후 소리가 들리는 곳을 향해 보니 어른들이 손짓을 하며 사람 살리라고 아우성치며 야단법석이었다. 우리가 놀고 있는 곳보다 상류 측에서부터 아이가 물 위에 둥둥 떠 흘러 내려오고 있었다. 아이는 강의 중앙 가운데쯤 있었다. 나는 정신 없이 온 힘을 다해 수영했다. 아이는 약 5세 정도였다. 얼마나 물을 먹었던지 배가 마치 맹꽁이처럼 불러 뚱뚱해져 있었다.

아이는 놀란 나머지 울지는 않았고 곧바로 나에게 매달렸다. 나는 아이를 거두어 수영을 하면서 침착하게 물가로 나왔다. 강 하류까지 거슬러 아이를 데리고 나가 아이 어머니가 있던 상류까지 찾아가 어머니에게 인계해 주었다.

아이 어머니는 강가에 빨래를 하러 왔었고, 아이는 엄마가 빨래하는 낮은 물가에서 놀다가 물속에서 헛발을 딛는 바람에 깊은 강물에 빠져 버렸다. 아차 하는 순간이었다. 어머니도 물이 깊어지기 시작하여 떠내려가는 아이를 건지러 뛰어들 수 없게 되었다. 이때 빨래터 아래쪽에서 수영을 하고 있던 우리들을 발견하고는 사람 살리라고 소리를 치기 시작했던 것이다.

건져낸 아이는 물을 많이 먹었을 뿐, 눈동자를 보니 아직 괜찮아 보였다.

나는 새까맣게 사건을 나는 잊고 있었다. 며칠이 지나서 아이의 부모님은 큰 수박 세 덩어리를 사 들고 우리집에 인사를 하러 오셨다. 나는 깜짝 놀랐다. 나의 부모님은 웬 일이냐고 했다. 내가 그런 사실을 부모님께 말씀드리지 않아 모르고 계셨다. 아이의 부모님은 생명의 은인이라며 감사하다고 몇 번씩이고 감사의 말씀을 해 주었다.

'왼손이 하는 일을 오른손이 모르게 하라'는 말이 있다. 나는 당연히 할 일을 했을 뿐이라고만 생각하고 곧 잊어버렸었다.

여름방학이 끝나고 나는 다시 서울 학교로 돌아와 친구들을 만났다. 방학 중에 강물에서 아이를 건져냈던 일을 이야기했다. 담임선생님은 내가 훌륭한 일을 해냈다며 친구들 앞에서 칭찬을 해 주셨다. 칭찬을 받고 보니 내가 생각해도 내가 했던 일이 참 대견스러웠다.

강물에서 새 생명을 얻은 아이의 부모님은 평생 잊지 못할 일일 것이다.

나는 한창 잘 먹고 공부할 나이에 굶주렸던 것 같다. 우리 학교는 매주 월요일 아침에 운동장에서 전체조회를 했었다. 그날도 교장선생님의 훈시가 계속되는 중이었다. 나는 갑자기 하늘이 노랗게 보이기 시작했다. 그러더니 다리에 힘이 떨어지면서 참지 못하고 운동장 바닥에 쓰러지고 말았다. 친구들이 붙들어 양호실로 데리고 갔다.

　나는 한창 먹고 공부할 나이였지만 수업중인 낮 동안에도 매일 잠이 쏟아져 집중력이 없었다. 밤잠을 안 자고 공부를 한다고 하였으나 잠을 잔 시간 반, 공부를 한 시간 반이었다. 공부를 잘하려면 정보도 있어야 하지만 돈도 많이 필요했다. 나는 열심히 공부를 하기 위해서는 정보와 특별 과외가 필요했다. 학교에서 가르치는 정보로는 미약했다. 남들은 학원에 다니며 공부하기를 시작했다. 고등학교 2학년 후반부터는 실력 차이가 나기 시작했다. 학교에서 배우는 실력으로는 공부를 따라갈 수가 없었다. 매일 먹은 것도 없이 공부를 해야 했고, 체력관리도 문제였다.

　내가 중·고 시절에 아버님은 전곡에서 목회를 하셨다. 큰형님, 작은형님, 여동생과 나는 서울에서 방 한 칸을 얻어 자취를 하며 살았다. 우리가 일주일에 한 번씩 전곡에 갔다가 서울에 올 때에는 어머님이 일주일 먹을 반찬을 만들어 보내주곤 했다. 여동생이 밥을 준비하랴 공부하랴 꽤 바빴다.

　지금 생각해 보면 여동생이 어려운 생활 여건 속에서도 잘 견뎌주어 감사한다. 여동생이 혼자서 고생을 얼마나 많이 했을까를 생각해 보면 눈물이 난다.

　큰형님은 대학교를 휴학하고 부모님이 계시던 전곡에 있는 공민학교에서 1년 여 동안 교편을 잡았다. 그 후 다시 복학을 하고 나서 과외 아르바이트를 하는 학생의 집에서 숙식을 하며 가르쳤다. 큰형님과 우리들은 한동안 떨어져 살았다. 학비가 없어 학교 등록금을 벌기 위해 학생들을 가르쳤었다.

그 이듬해에 1년 동안 돈을 벌어 다시 대학에 등록했다. 대학을 마친 후 큰형님은 일본 회사에 취직하였고 아버님은 전곡에서 서울로 목회지를 옮겼다. 우리들은 부모님의 거주지가 바뀌어서 그동안 헤어져 살던 가족들이 모여 살게 되었다. 큰형님을 빼고는 작은형, 여동생, 남동생이 한 집에 살 수 있어서 행복했다. 아버님이 목회를 하시는 교회의 사택에서 우리는 함께 살았다.

3. '1만 시간의 법칙'을 배운 한 청년

⟨※2014년 3월 13일(수), 기록⟩

　　　　　　　　내가 대학시험에 떨어져 방황할 때였다. 어머님은 후기대학이라도 들어가 공부를 해야 한다고 말씀하셨다. 부모님은 좋든지 나쁘든지 간에 공부 과정은 마쳐야 한다고 생각하셨다. 부모님은 내가 대학 과정까지 마치는 것이 목표였다. 대학원까지 가서 공부하는 것은 본인이 알아서 해야 할 일이라고 말씀했다.

　그 후 나는 대학을 마치고 곧바로 직장생활을 시작했다. 교직과목을 수료하여 교사자격증을 갖고 있었다. 대학 때 교직과목을 이수하고 교사자격증을 받으면 언제나 쓰여질까 하고 생각했지만 중등학교 교사가 되었다. 선생님을 하리라고는 생각지도 않았었다.

　내가 교직을 그만두고 직장생활을 하고 결혼 1년 차였을 때 부모님은 미국으로 떠나셨다. 은퇴 후 미국에 있는 작은형님이 목회하시는 교회를 도와주러 미국으로 가셨다. 작은형님은 어릴 때부터 목사가 되겠다고 평소에 말하곤 했었다. 대학에서 영문학을 전공한 작은형님은 미국에 가서 신학교를 졸업한 후 미국 목사가 되었다. 아버님은 그 후 20여 년 동안 미국에 계셨다.

나는 막연히 나의 장래를 생각하다가 작은형님이 있는 미국으로 유학을 가고자 했다. 교편을 잡은 것은 돈을 벌면서 미국 유학 시험에 도전할 시간을 마련하기 위해서였다. 1년 6개월 동안 나는 교사생활을 하면서 앞으로 나의 진로를 고민하기 시작했다. 그리고 삶의 진로를 바꾸기 시작했다.

미국으로 유학을 간다고 하더라도 삶의 질이 바뀌지 않을 것이라는 생각이 언뜻 스쳐갔다. 큰형님은 일본에서 귀국 후 회사를 차렸다. 큰형님은 내가 한국에서 평생을 지내는 것은 아깝다고 생각했나고 한나. 큰형님은 나에게 삶의 진로를 가르쳐 수었다. 어느 날 큰형님이 무역회사를 소개해 주며 열심히 해 보라고 했다. 나도 동의하며 교직생활을 끝내고 산업현장에 뛰어들었다.

내가 직장을 옮기게 됨으로써 가난에서 탈출할 수 있는 기회를 얻었다. 뭔가 내 스스로 기존의 삶에서 탈피할 수 있는 여건을 마련한 것이었다.

나는 아버님이 목사가 된 후에 우리집은 경제적으로 가난하게 되었다고 생각했다. 어릴 때 나는 아버님이 치과의사 생활을 유지하고 살았다면 우리들 모두가 잘 살았으리라고 생각했다. 그러나 부모님은 '신앙'과 '정직'이라는 크나큰 정신적인 유산을 남겨주셨다. 부모님의 삶의 모습은 돈을 남겨주시는 것보다는 올바르게 사는 정신을 가르쳐 주시는 것이었다.

아내는 나에게 중요한 계획을 세웠을 때에는 혼자서 마음에 새겨 놓아야 한다고 했다. 특히, 중요한 일은 말부터 앞세우지 말고 묵묵히 실행해야 성공할 수 있다고 말하곤 했다. 또, 늘 자기 자신과 가족을 아낄 줄 아는 정신이 중요하다고 했다. 내가 너무 희생정신이 지나치다고 지적도 해 주었다. 그리고 긍정적인 사고로 살자고 했다.

예를 들어, 100개의 사과를 먹을 때 맛있고 좋은 것부터 골라 먹으면, 그 사람은 끝까지 좋은 것만 먹게 된다는 이론이다. 반대로 벌레 먹고 나쁜 것부터 먹는 사람은, 끝까지 나쁜 것만 먹게 되므로 자신은 매사 나쁜 것을 먹는 사람으로 자신을 저평가하며 살아가는 사람인 것이다. 좋은 사과를 먹고 있음에도 불구하고 매사 부정적이고, 매사에 양보만 하고 사는 사람이 될 것이다. 긍정적으로 살아도 제대로 살아가기가 힘든 세상이다. 바르게 살아가는 정신을 교육시킬 필요가 있다. 우리는 자신을 아낄 줄 아는 정신이 필요하다. 내가 우주의 중심이라는 마인드가 중요하다.

　회사에 다니면서 손님들과 식사를 하는 자리에서 남을 배려하는 것을 배웠다. 일을 하다가 안 되는 것이 있으면 될 때까지 되게 하는 정신도 배웠다. 이 정신이란 사람의 마음을 사로잡는 방법이다. '고객도 사람이고, 나도 사람이다'는 것을 전제로 생각하고 문제를 풀어가면 쉽다. 누구나 생각하기가 싫어서 그렇지, 함께 생각하면 답이 있게 마련이다. 내게는 어렵지만 고객은 의외로 문제의 답을 갖고 있을 수도 있고, 때로는 고객에게 요청해서 쉽게 문제를 풀 수도 있다. 공동관심을 갖고 꾸준히 노력한다면 문제가 쉽게 풀릴 수 있다. 아무리 쉬운 문제라도 하려고 하지 않으면 답이 없고, 하려고 한다면 어떤 문제라도 해결할 수 있는 길이 열려 있다고 생각한다.

　'두드려라, 그러면 열릴 것이다!'

　인생의 성공 여부는 자신이 만드는 것이다. 주어진 여건은 물론 정해져 있다. 누구나 주어진 여건 하에서 사는 것은 맞는 말이다. 그렇지만 세상에는 안 된다고만 생각하고 시도해 보지도 않은 것이 많이 널려 있다. 해 봐라, 그렇게 하면 어느 단계가 지나면서부터 제자리가 안정적으로 잡혀 있음을 알게 될 것이다. 물론 그 과정에 단계별로 고통은 계속될 것이고 끊임없는 노력도 필요하다.

주변의 도움은 필수이다. 처음부터 욕심을 부려서는 안 된다. 단계적으로 꾸준히 머리를 쓰고 목표를 정해라. 누구나 갖고 있는 것이 머리다. 머리를 굴려라. 그리고 생각해 봐라. 시키는 것만 하는 정신으로는 살아남을 수 없다. 일의 순서를 정하고 하는 정신이 필요하다. 아울러, 돈을 아끼는 정신, 해내고야 말겠다는 정신을 배웠다. 어렸을 때 어른들은 나에게 이런 말을 해 주시곤 했다. "아무리 땅을 파 본들 동전 하나 생기냐?"

그렇다. 어려운 세상에 도와줄 수 있는 사람은 아무도 없다. 내가 하면 도와주는 사람도 따라하고 내가 가만히 앉아 있으면 아무도 도와주는 사람이 없다. 남의 힘을 빌려서 한다고 해도 한계가 있다. 힘이 부치지 않는 범위 안에서 살림을 꾸려가라. 능력껏 살아가자. 창조한다는 것은 무에서 유를 만드는 정신이다.

골프를 통하여 새로운 것에 도전하는 정신을 익혔다.

나는 나이 42세에 건강 때문에 골프를 시작했다. 영업하느라 매일 늦고 회사에서 집에까지 일감을 갖고 와서 해도 한도 끝도 없이 넘쳐오는 일을 하다 보니 건강이 나빠져 폐렴에 걸렸었다.

처음에 시작한 골프 운동은 2년 동안 아무리 해도 별로 진전이 없었다. 그런 후 나는 평생 할 운동으로 생각하고 적극적으로 연구하기 시작했다. 건강 때문에 시작은 했지만 잘 쳐야 되겠다고 작심을 하며 열심히 쳤다. 하나의 기술을 익히려 한 동작을 익히는 데 3,000개의 공을 쳐야 겨우 하나의 동작이 제대로 만들어졌다. 3년 동안 목표를 정하고 열심히 공을 쳤다. 그러면서 기술을 하나씩 익혀 나갔다. 기술은 연습량에 비례하여 늘어갔다. 그러나 집중력을 갖고 치지 않으면 실수의 연발이었다. 정신력을 유지하지 않으면 친 후에 후회하기 바빴다. 아울러, 아무리 기술이 뛰어나고 정신력이 있다고 해도 체력의 뒷받침이 없으면 잘 칠 수가 없었다. 나는 체력보강을 위해 역기를 들고 하체운동을 했다.

나는 무엇인가를 이루려면 기본적으로 연습량, 체력, 정신력 3가지가 제대로 갖추어져야 한다는 것을 골프 운동을 통하여 체득하게 되었다. 나는 42세에 배운 골프 덕분에 스스로 일어설 수 있게 되었다. 그동안 내가 해 온 일이 남을 따라 흉내내며 건성으로 살아온 느낌이 들었다.

우리는 말콤 글래드웰(Malcolm Gladwell)의 《아웃라이어 (Outliers)》에서 증명해 준 '1만 시간의 법칙'을 알고 있다. 골프는 3년 동안 15만 개의 골프 공을 치면 싱글 골퍼가 될 수 있다고 했다. 나는 골프 연습을 시작한 지 2년 반 만에 싱글 골퍼가 되었다. 2013년 2월에 있었던 러시아 소치 동계올림픽에서 김연아 선수는 세계가 사랑하는 선수가 되었다. 신문·TV에서 대대적으로 시간을 할애하여 주었다. 그녀는 어린 시절부터 17.7년 동안 피겨스케이팅에 올인했다. 1만 시간의 법칙을 달성한 것이다.

큰형님은 어려운 여건 가운데서도 내가 50세 되는 해에 형님 회사에서 독립할 수 있도록 결단을 내려주었다. 나만 잘 했다고 해서 되진 않았다고 생각한다. 모두가 더불어 잘 살 수 있는 세상을 구현해 나가야 한다. 꽃밭을 가꾸는 정신은 그래서 생긴 것이다.

"아름다운 꽃동산인 우리 회사를 훼손하지 말고, 계절 따라 나무를 심고, 수종도 개량하고, 물도 주고, 거름도 주고, 가꾸고, 가지치기도 하고, 어느 누구나 고향에 온 것처럼 쉬며, 농작물도 길러 먹을 수 있는 아름다운 동산으로 만들어 나가자."

회사를 맡고 보니 모든 문제는 나의 탓이며, 내가 하기 나름이었다. 연습량, 정신력, 체력을 유지하며 다시 열심히 살았다. 그러나 나이 들면서 체력을 보강하는 데에 문제가 생겼던 것 같다.

정신력으로 물질적인 가난에서 탈피할 수 있게 해 주는 것이 남겨줄 중요한 유산이다.

남에게 의존해서 사는 세상에서 스스로 살아가는 세상으로 바뀐 것은 내가 결혼한 후부터가 아닌가 생각된다. 나는 결혼하기 전까지는 혼자 살아가는 방법을 몰랐다.

1993년도에 독일 프랑크푸르트 공항에서 호텔까지 택시를 탔다. 그때 택시기사가 하는 말이, '택시기사는 팁으로 산다'는 이야

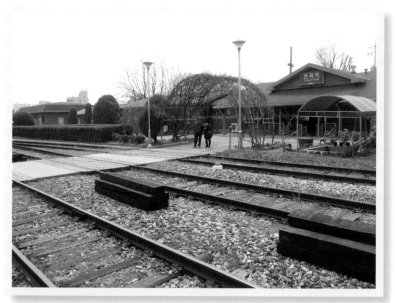

전곡역(2014년 전경)

기가 인상적이었다. 한국에는 아직도 택시기사에게 팁이라는 말 자체가 생소할 때였다. 어느 누구든 작은 것이라도 베풀 수 있으면 베푸는 세상을 만들어 가야 한다. 그 후 나는 택시를 타고 계산할 때에는 잔돈을 안 받게 되었다.

내가 어렸을 때에는 TV에서 복싱 경기 중계가 잦았다. 모두들 어려울 때라서 도전 정신을 길러 주기 위해서 자주 중계를 하지 않았었나 생각된다. 미국의 복서는 그야말로 헝그리 정신의 상징이었다. '도전하자, 그리고 달려가자'는 정신은 나에게도 감명을 주었다.

큰형님은 나에게 돈 한 푼이라도 아껴야 한다는 것을 가르쳐 주었다. 나는 늘 전곡역에 기차를 타고 다녔다. 그런데 어느 날 기차표를 사고 났는데 거스름돈을 주지 않는 것이었다. 기차시간이 되어 바쁘기도 했지만 나는 거스름돈을 시간이 없어서 못 받고 기차를 탔다가 귀가했다. 그런 사실을 알게 된 큰형님은 어떻게 그럴 수가 있냐고 나에게 야단을 친 후 나를 전곡역으로 데리고 갔다. 큰형님과 나는 역에 가서 잔돈을 받아왔다. 나에게 자기의 권리를 지키는 것과 돈을 아끼는 절약정신을 교육시켜 주었다.

내가 신앙을 갖게 해 주신 부모님께 늘 감사를 드린다.

내가 처음에 그리스도인이 된 것은 어른들의 선택이 있었기 때문이었다. 한국교회사를 길이길이 빛내주고 계시는 한국교회의 초대목사 7인 중에 한 분이신 송린서 목사님이 계셨기 때문이다. 송린서 목사님은 나의 큰고모님의 시아버님이셨다.

송린서 목사님은 평양 출신으로 마펫 선교사의 전도로 예수를 믿었다. 1907년에 목사가 되셨으며, 평안남도 일대에서 교회를 개척하는 데 공을 넘기셨던 분이셨다.

한국의 교회는 평안남도와 평안북도를 중심으로 퍼지기 시작했다. 한국교회의 초대목사 7인은 길선주 목사님, 방기창 목사님, 서경조 목사님, 송린서 목사님, 양전배 목사님, 이기풍 목사님, 한석진 목사님이었다. 나의 할아버지는 일찍이 하나님을 영접하고 교회의 영수로 일을 보는 독실한 교인이셨다. 그래서 큰고모님은 송린서 목사님댁으로 출가하게 되었다. 6·25전쟁 전에 아버지는 일본유학을 한 치과의사였으며, 교회의 장로였다. 외할아버지는 목사님으로 평양성경학교의 교장이셨다. 아버지는 목사님이셨던 외할아버지댁에 장가를 가며 어머니를 만나게 되었다. 할아버지는 하나님을 잘 믿는 목사님댁 며느리를 맞을 정도로 독실한 기독교 교인이었다. 큰고모님은 송린서 목사님의 손주며느리로, 아버님은 목사님의 딸을 아내로 맞이하는 영광을 누렸다. 나는 3대째 하나님을 잘 믿는 자녀로 평양에서 축복 속에 태어났다.

외할아버지는 한학자이자 목사이셨다. 내가 어렸을 때 외할아버지의 설교말씀을 들어보면 유교에서 늘상 말씀하시는 예의와 복을 받는 행위를 중심으로 말씀을 하시곤 했다. 초등학교밖에 안 나오셨던 어머님은 장녀로 태어나서 성격이 괄괄하고 시원시원했다. 목사의 집안에서 태어나 신앙이 돈독하셨다. 어머님은 아버님께서 신학을 하시고 목회를 하시는 동안 동반자 역할을 훌륭히 해 주셨다. 아버님이 교인 집에 심방을 가게 되면 교인들은 어머님이 먼저 기도해 주기를 바랄 정도였다. 어머님은 무슨 말씀을 해도, 어떤 일이 있어도 '예스맨'이었다. 항상 긍정적으로 말씀을 해 주셨다. 감사하는 생활을 실천으로 보여주셨다.

아버님은 늘 신앙적으로 살아갈 것을 말씀하셨다. 성경의 말씀

대로 살라고 하시면서 좋은 말씀을 많이 해 주셨다. 그러나 세상을 살아가려면, 신앙과 영적인 문제와는 다른 물질적 영역도 중요하다. 힘들고 고통스럽고 외로운 일이 있을 때에 어머님은 위로의 말씀과 함께 "함께 기도하자"고 말씀하시면서 기도해 주시고는 했다. 생활실천을 모토로 살았던 어머님 옆에는 안 되는 것이 없었으며, 기도로 위로해 주었다. 어머님은 암으로 세상을 떠나기 전까지 자녀들과 손주들에게 전화하여 늘 위로와 축복기도를 하며 용기를 북돋아 주셨었다.

내가 교인이 된 것은 부모님의 선택으로 된 것이다. 어릴 때의 신앙생활은 집안에서 어른들이 하자는 대로 따라하면 되었다. 그러던 어느 날 내가 대학생이 되었을 때였다. 고민이 생기기 시작했다.

'하나님은 정말 계시는가?'

며칠 동안 생각해 보았다. 계시다는 생각의 결론에 도달하니 평안해졌다. 나의 생각은 이런 것이었다.

예를 들면, 기차가 간다고 생각해 보자. 기차는 기관사가 없으면 운행이 안 된다. 기차는 기관사가 출발하는 스위치를 눌러야 가동되기 시작한다. 기관사가 기차를 움직이듯이 우주를 움직이는 것은 하나님이라는 존재가 있어서 가능하다는 생각에 도달했다. 그 이후에는 이 세상은 믿고 따르는 것일 뿐이라고 생각했다.

우주만물을 주관하고 움직이는 기관사가 하는 대로 믿고 살아가는 것이다. 그 후, 나는 범사에 감사하게 되었고, 쉬지 않고 기도하게 되었고, 항상 깨어 있으며, 긍정적인 삶을 살게 되었다. 나의 신앙의 뿌리가 나오기 시작했다.

나의 아내는 나보다 신앙심이 더 깊다. 중학생 때 미션스쿨을 다니며 깨달음을 받았다.

그 후에 어머니와 언니를 교회로 인도했다. 나와 결혼한 후에는 일가친척들도 자연스럽게 교회에 다니기 시작했다. 외사촌오빠는 목사까지 되었다. 아내는 신·구약 영어 성경책을 여러 번 읽을 정도로 이론과 실천력이 강하다. 그러면서 내가 어려움에 처해 있을 때에는 늘 기도로 깨우쳐 주곤 했다.

나는 기독교인으로 3대, 나의 아들·딸은 4대에 걸쳐 예수를 믿는 자녀들이 되었고, 5대 손자 또 후대에까지 계속 잘 이어졌으면 한다.

신앙을 논할 때 '행함이 먼저냐? 믿음이 먼저냐?'고 할 수 있다. 믿음이 있으면 행함은 당연히 따라오는 것이며, 행함이 있는 곳에는 믿음 가운데 축복이 항상 따라오게 되어 있다. 행함과 믿음은 항상 함께한다. 시험공부도 하지 않고 합격되기를 바랄 수 있겠나? 믿고 기도만 하고 있으면 답을 줄 수가 있나? 사람이 할 수 있는 것은 모두 충실히 해 놓고 결과는 하나님(θ)께 맡기는 것이다.

나는 아들을 결혼시킨 후 며느리에게 "인생은 공짜가 없다" 라고 좌우명을 주었다.

세상살이에는 많은 수고와 기도가 필요하다는 것이다. 인생을 일장춘몽으로 살아갈 수는 없다. 내가 세상에 살아 있으므로 인해서 남들에게 도움이 되었다는 성공된 인생을 살아가야 한다. 그리고 하나님의 말씀 안에서 믿고 행동하는 삶이 계속되기를 기원한다. 오늘도 나의 가정과 주어진 나의 기업, 회사의 소속원들에게 소망과 희망을 주기 위해 열심히 일해야 한다.

우리 집안은 목사님들로 둘러싸여 있다. 외할아버지, 외삼촌, 아버님, 작은형, 사촌형, 사촌조카까지 모두 6인이 목사인 집안이다. 그 외에 내 여동생의 남편도 목사이며, 아내의 사촌오빠도 후에 목사가 되었다. 한국의 교회 초대목사 7인 중에 한 분이셨던 송린서 목사님을 비롯하여 우리 집안은 목사님들의 기도 속에 축복받은 가정이다.

4. 교반 세상의 글로벌 리더, ㈜하도!

〈※〈기업나라(2013년 10월호)〉에 게재된 내용을 토대로 기록.〉

● 중화학공업의 성장을 이끈 산업용교반기 개발에 나서다

1977년 2월 21일, 산업용교반기 개발을 위해 주식회사 하도를 설립하였다. 그로부터 현재까지 산업용교반기 개발에 관해 한 우물을 고수하며 국내 1위에서 세계 1위를 향한 글로벌 리더로 끊임없이 성장·발전하고 있다.

교반기(攪拌機)는 열을 골고루 잘 퍼지게 하거나 재료를 잘 뒤섞기 위하여 젓는 기구이다. 일반적으로 각종 석유화학, 전자, 노료, 식품, 오·폐수 처리장 등에서 다양한 물질을 혼합하는 데 사용되는 기계장치다. 특히, 임펠러(회전축 날개)는 유체에 동력을 전달하고 효과적으로 섞어주는 핵심부품으로 높은 작업 효율성이 요구된다.

특히 국내에는 소규모로 교반기를 생산하는 업체는 있지만, 높은 기술력이 요구되는 대형 산업용교반기 분야에서 하도는 단연

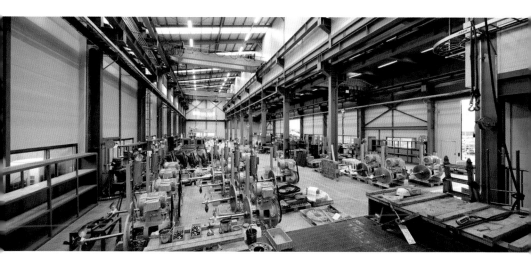

으뜸이다. 이 같은 성장배경에는 국내 중화학공업의 성장 역사와 하도가 맥을 같이한다.

(주)하도가 창업하던 시기에는 산업용교반기를 국내에서 제작할 수 있는 공장이 단 한 곳도 없었다. 산업용교반기는 전적으로 해외에 의존해야 했던 실정이었다. 그러한 불모지에 (주)하도가 일본의 사타케 화학기계공업(주)와 기술을 제휴하면서 국내시장을 열게 되었고, 이후 국내 중화학공업 기업들과 더불어 성장하게 된 것이다.

1977년 창업할 때는 그리 화려하지 않았다. 첫 제품은 모터동력 1~5마력에 불과한 소형 산업용교반기였다. 꼬박 2년 여를 투자해 이 제품만 생산했다. 하지만 이는 기본기에 충실하기 위한 노력이었다. 바로 이러한 철저한 기본기를 갖춘 덕분에 하도는 국내

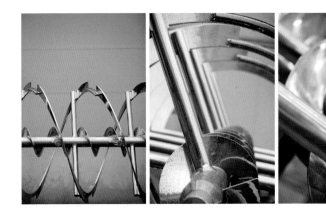

산업용교반기 분야에서 최고 기업으로 성장할 수 있었다고 자부한다. 사실 하도의 성장은 1983년 본격적으로 시작됐다. LG화학의 수출고민을 해결하는 데 결정적 역할을 한 것이 계기였다. 당시 LG화학은 산업용교반기에서 일본 제품을 모터와 감속기로 사용하고 있었다. 그런데 수출 납기를 위해 새로운 산업용교반기가 필요했고, 이 사실을 알게 된 나는 이때부터 일본에서 들여올 모터와 감속기 등에 대한 납기 관리를 자처했고, 결과적으로 교반기 설치는 물론 LG화학의 수출 납기일까지 무리 없이 맞출 수 있도록 도왔다.

그 덕에 LG화학의 수출물량은 10배로 늘었고 하도는 LG화학으로부터 20톤급 산업용교반기 5개를 수주하게 됐다. 그뿐만 아니라 이를 계기로 LG화학을 비롯한 중화학공업 분야 기업들로부터 높은 신뢰를 얻게 되었고 중화학공업에서 빼놓을 수 없는 기업으로 성장하는 바탕이 됐다.

(주)하도는 제조 기술을 확보하고 100% 해외수입에 의존하던 산업용교반기를 국산화했다. 이는 끊임없이 연구·개발에 투자하며 품질을 높여나간 덕분이기도 하다.

특히 국내 중화학 관련 대기업들이 (주)하도의 산업용교반기를 쓴다는 사실이 알려지면서, 수출시장에서도 (주)하도 제품은 인기제품이 될 수 있었다.

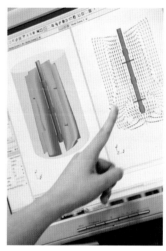

처녀 수출은 1995년 LG화학이 중국과 인도에 제품을 수출하면서부터 이루어지게 되었다. 워낙 내수시장이 활황이었던 덕에 수출까지 신경 쓸 여유가 없었다. 그래서 첫 수출도 늦었고 100만 달러를 달성하는 데도 꽤 오랜 시간이 걸렸다. 하지만 2000년대 이후 국내 석유화학 대기업들의 해외진출이 본격화되면서 하도의 수출도 가파르게 상승했다. 지금은 일본, 동남아, 중국, 미국 등 20여 국가에 우리 제품이 수출되고 있다.

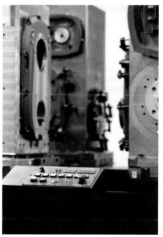

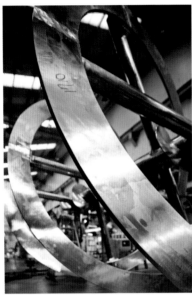
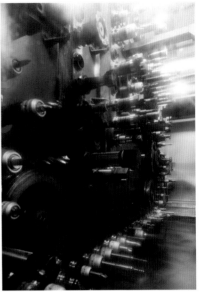
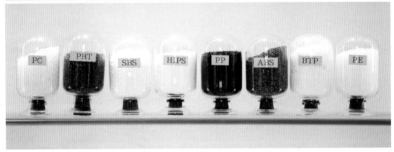

하도의 매출에서 수출이 차지하는 비율은 약 30%. 특히 주목할 점은 2008년 300만 달러를 돌파한 후 이듬해 500만 달러로 늘었고, 2012년에는 1,000만 달러를 달성할 만큼 수출규모도 커지고 가속도가 붙었다는 점이다. 이러한 가파른 성장은 하도의 품질이 세계 최고로 인정받고 있다는 해석도 가능하게 한다. 실제 하도의 산업용교반기를 기반으로 생산하고 있는 ABS수지의 생산량은 세계 1위이다. 이외에도 EPDM, PP, SBR, POLYESTER 수지 등 합성수지 분야에서 생산량 1, 2위를 다투고 있다.

(주)하도가 산업용교반기 시장에서 일등 수출기업으로 부상할 수 있었던 데는 자체 개발한 전산유체해석프로그램(CFD)의 기여도가 컸다. 12년 전 처음 개발한 자체 CFD프로그램은 지금도 끊임없이 업그레이드되고 있다. 또한 선진국인 일본, 독일을 능가할 정도로 세계시장에서 품질을 인정받고 있다.

CFD프로그램은 말 그대로 전산으로 유체의 흐름을 해석할 수 있는 컴퓨터 프로그램이다. 실제로 교반기의 제품 성능을 확인하기 위해서는 수많은 경우의 수를 예측하는 실험과 분석 프로그램이 필요하다. 그러나 외국의 CFD프로그램을 사용하면 교반기의 핵심부품인 임펠러의 성능이 노출되기 때문에 하도는 자사 프로그램 개발을 결정했고 과감하게 투자했다. 매월 3,000만 원 이상의 연구개발비를 꾸준히 투자한 덕분에 세계적 경쟁력을 확보하는 데 성공했다. 이러한 노력은 수익의 약 3% 이상은 반드시 연구개발에 투자한다는 원칙으로 이어지고 있기도 하다. 이 때문에 CFD프로그램에 대한 자부심도 높다. 이 프로그램의 개발 과정은 무척 힘들었지만 막중한 사명감과 책임감을 발휘했다.

만약 우리가 CFD프로그램을 개발하지 못했다면 아마 우리나라는 산업용교반기 시장에서 아직도 선진국의 제품을 모방하며 쫓아가기에만 바빴을 것이다. 그런데 과정은 힘들었지만 CFD프로그램을 개발한 덕분에 우리나라 여러 산업현장과 가종 연구개발에 이 프로그램이 쓰이게 되었다. 우리 회사가 우리나라 기초과학에 기여했다고 생각하면 사뭇 뿌듯해진다.

● 모방시대를 넘어서 창조시대를 만드는 도전정신

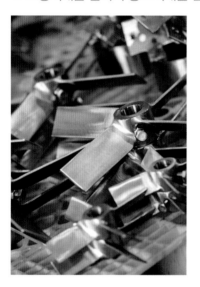

한편 중화학공업 이외에도 식품발효용, 의약용, 탄소섬유용, 전자재료, 페인트 등 하도의 산업용교반기는 다양하게 쓰이고 있다. 이 외에도 첨단 소재개발 과정에도 쓰이고 있다. 하도가 '저동력에너지형교반기' 개발에 박차를 가하는 이유이다.

산업용교반기의 품질에 대한 신뢰는 얼마나 많은 시행착오를 거치고 테스트 결과를 보유했는가에 있다. 또 품질경쟁력은 생산원가 절감에 얼마나 기여하느냐가 무척 중요하다. 그래서 저동력에너지형교반기 개발은 끊임없이 도전하고 있는 과제이다. 즉 우리가 세계시장에서 일등 기업으로 인정받을 수 있는 핵심경쟁력이 저동력에너지형교반기 개발에 있다고 보는 것이다. 이를 위해서 임펠러 특허 등 기술 확보에 애쓰고 있다.

이러한 목표를 달성하기 위해 나는 모방의 시대를 넘어서 창조의 시대를 준비하는 도전정신이 중요하다고 강조한다. 이를 위해 티타늄 소재 같은 특수소재 교반기, 고압·고온 교반기, 교반 용량 300톤 이상의 초대형 교반기 개발에도 박차를 가하고 있다.

산업용교반기 개발에서도 이제 남이 하는 것을 베끼는 모방의 시대는 지났다고 생각한다. 모방경제가 한계가 있듯이 우리도 창조경제를 준비해야 한다. 그게 바로 우리 회사가 끊임없이 연구·개발하는 기업으로 가야 한다고 생각하는 이유이다.

실제로 국내에서 교반기 연구소를 보유하고 있는 회사는 하도가 유일하다. 또 관련 박사학위를 소지하고 있는 연구 인력을 보유한 기업도 하도뿐이다. 전 직원 73명의 평균 근속 13년, 근속 20년이 넘는 우수 인력을 25%나 확보했다는 것에서도 그간 하도의 연구개발과 직원복지를 위한 노력을 알 수 있다.

(주)하도는 세계적 수출기업이 되기 위한 노력을 글로벌 리더가 되겠다는 당찬 포부로 잇고 있다. 이를 위해 최근 일본, 대만의 산업용교반기 으뜸기업과 상하이에 합작법인도 냈다.

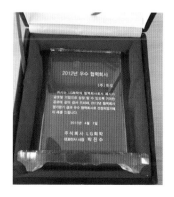

2020년 5,000만 달러 수출, 1,000억 원 매출 달성을 표방한 하도는 패스트 팔로워를 넘어선 글로벌 리더를 향한 거침없는 도전을 하고 있다.

둘째 마당

쓰러지고,
다시 일어나기까지……

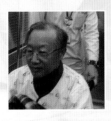
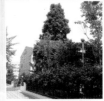
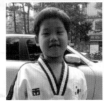
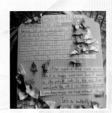

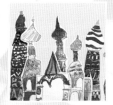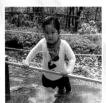

각 일기는 발병 후 〈연세대학교 의료원 세브란스 재활병원 언어치료실〉에서 언어치료를 시작하면서부터 쓰기 시작한 내용들이다. 말로 표현도 제대로 하기가 힘들었던 처음부터 쓴 일기는 저 자신이 아닌 다른 이들이 읽기가 힘들 정도로 단어, 문장 등의 표현이 어울리지 않게 쓰여졌었다.

그러나 시간이 흐르면서 날마다의 일상과 생각을 기록하는 일기이긴 하지만 나의 건강이 점차 좋아지면서 몇 번씩 다시 읽고 언어치료사 선생님의 지도 아래 몇 번의 수정을 거쳤다. 그래서 수정하지 않은 처음 상태의 자필일기를 그대로 함께 편집하여 실었다.

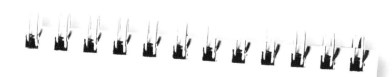

2013년 6월 10일 (月)

새로운 출발하는 생활을 하게 되서 여러분께
감사의 글을 올리며 글을 올립니다
어느듯 진달래 꽃이 지고, 아까시아 꽃이 지는
시절이 지났습니다. 회사 단장에는 일주일 쯤
중터 넘게 덮어지가 못하는 계절로 바뀌 었습니
6월 12일 (水)는 불황하는   놓아지며,
비가 올 상이라   여름 장미 꽃도 머금어
깊고나라 걱정입니다
새로운 세상에 아름다운 꿈 속에서 행복하게
기쁘게 봉사하며 살아가려고 합니다

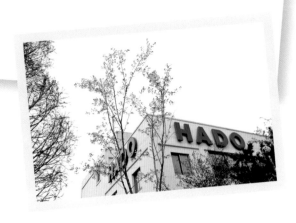

새로운 출발

2013년 6월 10일(월요일)

〈※ 처음 쓴 이 일기는 A4용지에 5개의 문장을 쓰는 데 무려 4시간이 걸렸다.
그리고 다시 잘못된 문장 고치기를 4시간 여에 걸쳐 수정했다.〉

새로운 출발을 시작하는 생활을 하게 되어 여러분들께 감사의 글을 올린다.

어느덧 진달래꽃이 지고, 아카시아꽃도 지는 시절이 지났다.

회사 담장에는 일주일 전부터 장미넝쿨이 만발하는 계절로 바뀌었다.

6월 12일(수)경에는 날씨가 낮아지며, 비가 올 것이라고 한다. 예쁜 장미꽃도 며칠 내에 질 것이라 걱정이다.

새로운 세상에 다시 태어나 아름다운 꽃 속에서 행복하게……
기쁘게…… 봉사하며…… 살아가려고 한다.

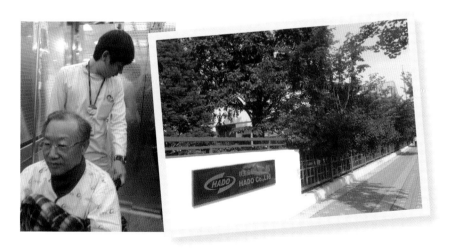

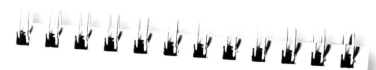

(2)

6/11 火)   10:30~12:00

－ 남북 당국자 회담 취소 뉴스를 생각하며 - -

2013년 6월6일 북측의 제안으로 실사의 연결되었던
남북 당국자간의 회담이 6월11일 오후 8:00시
긴급 뉴스에 취소 되었다는 소식이다.
판문점에서 6월7일(金)~9일(日)간 남북 실무자
각 5명이 회의에서 6월12일(水) 서울에서 분위기를
갖기로 하는 것으로 합의하였고, 부수 사항은 별도 협의
키로 했었다.
남북 당국자 회의가 취소하게 된 사유는, 남북 당국자간의
참여 국의 등급 수준에 차이가 있어,
북측에서는 차관급으로 서울, 남측에서는 국장
이었었다.

남北된 지금은 언제까지 올을까?
다시 봄날이 찾아 오기를 기다려야 하겠다.
봄이 지나면 여름이 온다고 하더니..

오늘은 ① 돈 쓰여자 했다.
        ② 통풍지를 끝맺음했다. ✓
        ⓒ 주오점 구방진 도아카오, 서방에는 들리나

      ー 7 ー

남북 당국자 회담 취소 뉴스를 생각하며……

2013년 6월 11일(화요일)

2013년 6월 6일에 북쪽의 제안으로 쉽사리 연결되었던 남북 당국자 간의 회담이 6월 11일 오후 8시 긴급 뉴스에 취소되었다는 소식이다.

판문점에서 6월 7일(金)~6월 9일(日) 간 남·북 실무자 각 5명이 회의하여 6월 12일(水) 서울에서 본회의를 개최하는 것으로 합의하였고, 부수사항은 별도 협의하기로 했었다.

남북 당국자 회의가 취소된 사유는, 남북 당국자 간에 격이 맞지 않는 직급의 선정이었다. 북쪽에서는 차관급으로 선정, 남쪽에서는 장관급을 희망했다.

얼었던 겨울은 언제쯤 녹을까?

다시 봄날이 찾아오기를 기다려야 하겠다.

봄이 지나면 여름이 온다고 하니…….

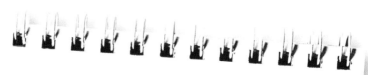

(3)   13-6/13

                장마 철과 황자 관리   ● 2013. 6. 22. 00

다음주에 중부지방 지역에서 두터 장마가
1개월간 시작된다는 기상측의 뉴스가 있었다.
장마는 비가 많이 내리고, 흐린 날이 많으며
고기운 다습한 날이 오래 동안 계속되어,
음식물이 변하기 쉽고, 곰팡이도 많이 생기며,
질병 발생이 많은 계절이 들어있다.
뇌장색 환자인 본인의 경우, 장대 날씨 때문
인지, 머리 두통이 잦으며,
집중력을 찾을 수가 없다.

빨리 장마 철이 끝나야   상쾌한 기분과
몸이 정상 상태로 돌아 올것 같다.

장기억 항축 오는 사람과 기억 증회 순위

           # 기능관결

           # 의미
           # 받아스기 연수

                —3—

장마철과 환자 관리

2013년 6월 13일(목요일)

　다음 주에 중부지방에서부터 장마가 1개월 간 시작된다는 기상청의 뉴스가 있었다.

　장마는 비가 많이 내리고, 흐린 날이 많으며, 고온다습한 날이 오랫동안 계속되어, 음식물이 변하기 쉽고, 곰팡이도 많이 생기며, 질병 발생이 많은 계절이다.

　뇌경색 환자인 나의 경우, 장마 때문인지 두통이 잦으며, 집중력을 찾을 수가 없다.

　빨리 장마철이 끝나야 기분이 상쾌해지고 몸도 정상 상태로 돌아올 것 같다.

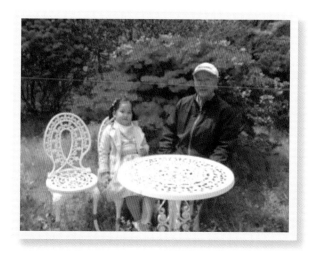

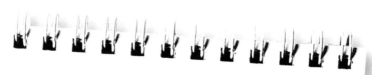

13. 6/14 (금)

1) 　　사랑과 감사

　　사랑과 감사의 건배사를 동참해주신
여러분께 감동적이었다.
일년에 한번 갖는 SK동우회 골프모임에서
SC엔지니어링(주) 윤사장, 유부회장 및 동우회
회원사들도, 죽었다 살아난 옥회장을
격려하기 위해, 옥회장께서도 부득이 참석의
　　　　　　　　　　　　
　　　　　　　　　　　　 인은 참석하지 않았지만,
오후 9시 마칠때까지, 세미소 와 만찬교류회에
함께 시간을 보냈다.
　　그 동안 화락동안 난 아 와 기계 사업 분야
길이한 바가 동았으 옥회장과 함께
사업을 할 수 있어서 감사드리었다.
동우회 회원들의 의하면, 오래 동안 같은 기장해
살아주었다 라고 이야기가 나왔다.

　　　　　　　　　　　　 -4-

사랑과 감사

2013년 6월 14일(금요일)

사랑과 감사의 말씀으로 건배사를 올리며 자리에 동참해 주신 여러 회원님들을 다시 만나 뵈올 수 있어서 감동적이었다.

1년에 한 번 갖는 쌤동우회 골프모임에서 SC엔지니어링㈜ 윤형근 사장, 유용현 부사장 및 동우회 회원님들은 죽었다 살아난 나를 위하여 박수를 치며 격려해 주었고, 윤사장께서는 나를 부둥켜안으며 내 얼굴에 뽀뽀해 주었다.

골프모임의 1부 행사에서 나는 골프 플레이에는 참석하지 않았지만, 2부 행사는 세미나와 만찬 교류회 등 오후 9시 늦은 시간까지 함께 시간을 보냈다.

윤사장은 내게 그동안 화학공업 분야와 기계산업 분야의 발전에 기여한 바가 많았다고 말씀하시며, 그동안 나와 함께 사업에 동참할 수 있어서 감사드린다고 했다.

오늘 모임의 동우회 회원들의 말씀에 의하면, 모두 젊고 건강하며 하시는 사업도 날로 번창했으면 좋겠다는 이야기가 많았다.

손주들의 할아버지 병문안 이야기

2013년 6월 16일(일요일)

손주 꼬맹이 2명이 병원 중환자실에 입원중인 나를 찾아와 물끄러미 쳐다보았다.

4월 16일 뇌경색 수술 후 5일째 되는 4월 21일 일요일 오후 늦은 시간, 면회시간을 이용하여 승현이, 지현이가 면회를 왔다. 할아버지가 말을 못하는 모습을 보면서, 아무런 이야기도 나누지 못하고, 노는 것도 멈추고 할아버지에게만 눈길을 주며, 물끄러미 쳐다보기만 하고 있었다.

10일 만인 4월 27일 퇴원 후 집에 찾아온 손녀는 매일 나의 운동 동무가 되어 주었고, 리틀 몬테소리에서 나온 《곰곰이》 책을

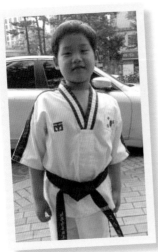

손주 승현

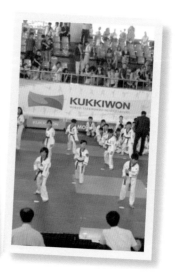

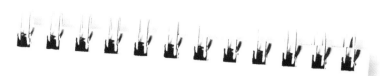

(~ 4/16 ~)

(7) (며칠) 손주들과 할아버지의 병문안 이야기

○ 손주들이 할아버지를 물끄러미 쳐다보며
  입원 중인 병원을 찾아왔다.
  할아버지가 말 못하는 모습에 하고 싶은 이야기와
  느는 것도 늦추고 쳐다 보기만 하고 있었다.
  퇴원 후 집에 찾아온 손주는 할아버지의 운동
  동무가 되어 주었고, 책을 따라 읽어 주며.
  한글 말을 가르쳐 주었다고 했다.
  지난 주에는 손녀가 할아버지에게 Ballad집 라는
  주제로 작품집을 담들어 보내 주었고, 영어 녹음
  동영상을 만들어 돌려 주며, 위로 받을 수
  있도록 해 주었다.
  6월 15일 토요일에 손자인 로봇닥고 그 학원 생은,
  태권도 집집생 띠를 따서 축하해 주었다.
  손자에게 노력! 필승! 성공! 한라는 격려의 문자를 보내 주었
  손녀에게는 영어 암기를 잘 했고 앞으로는 더 잘할 수
  있다고 격려해 주었다.

○ 손주의 (밝은) 인상은 (할아버지를) 즐겁게
  노력하게 해냈다. (웃음이) 온 식구의)

- 5 -

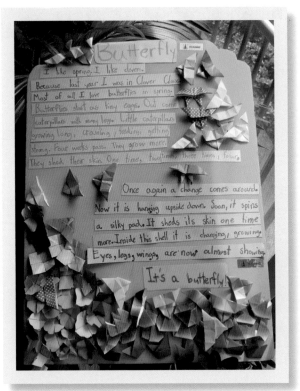

손녀 지현이 유치원에서 만들어 내게 보내준 미술 작품 『BUTTERFLY』

집에서 갖고 와 한 단원씩 조금씩 소절을 읽으면 나는 따라하기를 했다. 손녀딸은 한국말을 가르쳐 주겠다고 열심히 선창했다.

지난주에는 손녀가 유치원에서 만든 작품이라며 Butterfly라는 주제로 만든 그림을 나에게 보내주었고, 영어외우기를 녹음하여 동영상을 만들어 나에게 보여주며 나로 하여금 위로 받을 수 있도록 해주었다.

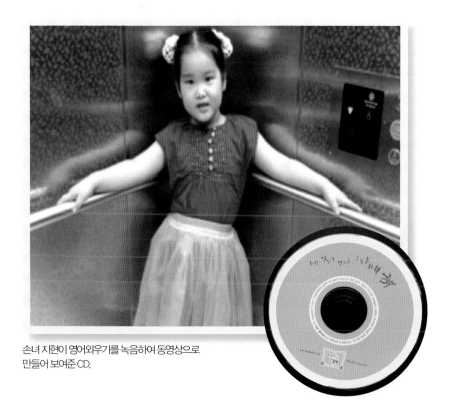

손녀 지현이 영어외우기를 녹음하여 동영상으로
만들어 보여준 CD.

　발병 후 2개월째 되는 6월 15일 토요일에, 초등학교 2학년생인
손주는 그동안 갈고 닦은 태권도 기술을 연마하여 국기원에서 실
시하는 승단시험에 합격하여 태권도 검정색 띠를 따서 축하해 주
었다. 손주에게 노력! 필승! 성공! 하라는 격려의 문자를 보내주었
고, 손녀에게는 영어외우기를 잘 했고 앞으로는 더 잘 할 수 있다
고 격려해 주었다.

나의 희생적인 친구의 이야기

2013년 6월 19일(수요일)

제약회사의 회장인 내 친구는 회사의 고문이 된 지 1년 되었다. 그동안 나의 병간호를 위하여 금쪽같은 자신의 시간을 아낌없이 내주었다.

조회장은 입원 후에도 늘 내 옆자리를 같이 해주고 있고, 처음 재활교육을 받는 언어교육 시간에도 나의 언어교육에 관심이 많아 언어치료 요령도 공부하고자 방문해 주었다.

개별적으로 나에게 전화하여 매일 30분~60분 간 언어치료를 위하여 상담을 해주고 있다. 조회장은 처음에는 휴대 전화기로 상담을 해주었으나 어느 날 나의 아내가 제안하여 집 전화를 사용하여 통화하기로 했다. 집 전화를 사용하게 되면 우선 휴대폰으로 인한 전자파 피해를 줄일 수 있고, 건강에도 좋고, 통화비용도 절약하게 된다는 이유들 때문이었다.

상담내용은 단어 외우기 연습(예, 나라 이름, 도시 이름, 나무 이름, 산 이름, 생선 이름, 꽃 이름 등)을 비롯하여, 신문사설 읽기, 경영에 필요한 내용을 선정하여 읽기, 100년 기업으로 가기 위하여 금년 초에 새로 만든 ㈜하도의 업무 매뉴얼 읽기, 그리고 경영 전반에 걸친 토론이었다.

조회장은 그 이외의 업무 일정도 바쁘실 터인데도 불구하고, 나

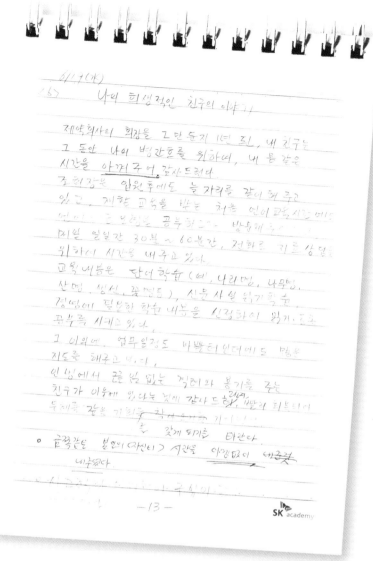

6/17 (水)
(15)   나의 희생적인 친구의 이야기

제약회사의 회장을 그만두기 이전 전에, 내 친구는
그 동안 나의 병간호를 위하여, 내 몸 같은
시간을 아껴 주어 감사드린다.
주현강은 입원 중에도 늘 자리를 같이 해 주고
있고, 재활 교육을 받은 처음 언어 교육 시간에는
언어 소견을 공부하고는 방문해 주고
매일 일일간 30분 ~ 60분간, 전화로 지도 상담을
위하여 시간을 내주고 있다.
교육 내용은 단어 학습 (예, 나라명, 나무명,
산명, 생선, 꽃명 등), 신문 사설 읽기 학습,
경영에 필요한 학습 내용을 신강하신 읽기, 등으로
공부를 시키고 있다.
그 이외에, 업무 일정도 바쁠 터인데에도 많은
지도를 해주고 있으니,
인생에서 끊임 없는 격려와 용기를 주는
친구가 이웃에 있다는 것에 감사 드리며, 빨리 회복되어
두레를 잡을 기회를 갖게 되기를 바란다.

o 금쪽같은 본인(자신의) 시간을 아낌없이 배풀어
  내주었다

      —13—   SK academy

의 재활을 위한 것이라면 우선으로 시간을 내주어 많은 지도를
해 주고 있다. 인생에서 끊임없는 격려와 용기를 주는 친구가 이웃
에 있다는 것에 많은 감사를 드리며, 나는 빨리 회복되어 조회장
께 은혜를 갚을 기회를 갖게 되기를 바란다.

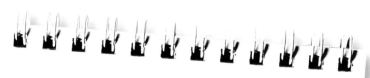

12 - 6/20

<7> 나의 친구이자 아내의 이야기

임원과 친구이자 아내에게 무엇으로 보답해야 할까?
그 동안 함께해준 시간으로는 다 표현 할 수 없고
자료도 없어...

갑작스러 발생한 일원으로 인하여, 가정생활을 희생하고
긴급 위기 회복을 위하여 정성과 시간을 써어 보았다.

언어 치료과외교습학을 가기나, 희사의 통계 없는
것을 돌고 이고, 4의 통역자로 말의 통역개가 걸어 오기에
더불어, 가정 살림을 시작하시, 개인약속 파 날전의
업무일까지 날아, 잠기누 시간도 부족하지만, 남자의
일에는 우선 것이 되기 도했다.

(생활이 쉬지기 위한 없어 이였다. 절한한 판단력과
우선처리해야 할 일이 있었다. 좋은 장소를 찾아
과정이 정보 해수...

진정집이 놀이를 늦게는 김이(파이어), 전통영반
중심도 한국의 양반 기질과 한국의 전모양치로 살아온
여인 이라 표현 할까?

참시 없으므로 희사일을 놓는 계기가 되어서,
삶의 의미를 생각해 보니 BREAK 가게 울 중이른다.

- 15 -

나의 친구이자 아내의 이야기

2013년 6월 20일(목요일)

영원한 친구이자 아내에게 무엇으로 보답해야 할까?

그동안 함께해 준 시간으로는 다 표현할 수 없을 정도이다.

갑자기 발생한 입원으로 인하여 가정생활도 나를 최우선으로, 환자의 회복을 위하여 온갖 정성과 시간을 다해 보살펴주고 있다.

연세대 재활병원에 방문할 때마다 언어치료 시간에 동반함은 물론, 언어치료 과외지도를 하거나, 회사에도 동행하여 주고 있다. 말이 서툰 나의 통역자로서 말의 통역까지 맡아주며, 교회에 갈 때는 나의 자동차 운전수로 핸들까지 잡아주고 있다.

아울러, 가정 살림을 시작으로, 개인 약속과 남편의 업무까지 맡아 매일 잠자는 시간도 부족하지만, 남편의 옆에 늘 있어 주어 감사할 뿐이다.

빨리 우선으로 처리해야 할 일이 생기면, 정확한 판단력과 옳은 경우를 찾아 과감히 행동해 주고 있다. 불의를 못 참는 전형적인 정의파이며, 전통적인 한국의 충청도 양반 기실과 현모양처로 살아온 여인이라 표현할까?

나는 병으로 인해 잠시 손에서 회사 일을 놓는 계기가 되었다.

나는 아내와 함께 삶의 의미를 생각해 보며 Break Time을 가져 본다.

아내에게 무엇으로 보답을 할까 생각하다가 마침 떠오르는 생각은 아내와 함께 은퇴 후에 즐겁고 여유로운 시간을 가질 수 있도록 여가(Leisure) 시간을 만들자는 것이다.

우리의 가훈으로 정한 성경말씀을 드리고 싶다.
"항상 기뻐하라.
쉬지 말고 기도하라.
범사에 감사하라."
(데살로니가전서 5장 16절-18절)
어려움이 있더라도 하나님의 말씀처럼 항상 기쁘고, 기도하며, 감사하며 살자.

오늘의 양식 ①

"은퇴 이후 삶에 있어서도 가장 소중한 것은 끊임없이 격려와
용기를 주는 친구와 가족일 것이다."
"은퇴 이후의 기간을 두려워하기보다는 좀 더 긍정적인 마인드로
차분하게 준비하려는 자세가 필요하다. 양동이를 걷어차지 말고
은퇴까지 아직 시간이 남아 있다면 양동이 안에 무엇을 담아갈 것인지,
이미 은퇴를 했다면 지금부터 어떤 것을 담아야 할지
스스로 적어보고 하나씩 실천해 가는 작업이 절실하다.
은퇴에 대비해 꼭 준비해야 할 "Bucket List"를 꼽는다면
"여가" 있는 생활이다
"여가(leisure)다."

眉山 黃善德 선생께서 써 주신 붓글씨

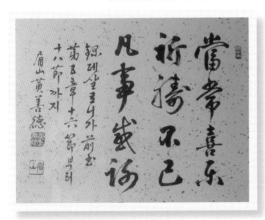

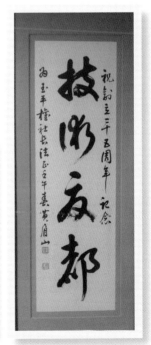

인내를 가르쳐 주신 어머니

2013년 6월 21일(금요일)

참[忍耐]는 것이 좋은 이유는, 후회가 남지 않기 때문이다.

내가 대학 2학년 때 교회 여름학교에서 선생님을 할 때이다. 수업 중에 말썽을 피우는 학생을 심하게 훈계(?)했을 때였다.

옆자리에서 이야기를 듣고 계시던 어머님께서는 참을 것을 참지 못하고 화를 내며 성깔을 부리며 야단치는 나를 보고 말씀하셨다.

"참을 수 없는 것을 참는 것이 참는 것이지, 참을 수 있는 것을 참는 것은 참는 것이 아니다"고 말씀하시며, 인내라는 좌우명을 깨우쳐 주셨다.

세상은 자기의 생각만으로 살아가지 못한다.

우습게 성질대로만 살아서는 안 된다.

인내, 그것은 아름다움이다.

인내라는 것은, 참는다는 것은 사람으로서 최고의 배움이다.

인내는 신앙인과는 상관없이 더불어 사는 사람의 교양 문제라고 생각한다.

교육자 멀로시의 인내 테스트에서 보여주는 바와 같이 참지 못하는 사람은 승패의 승진 게임에서 패한 사람이었고, 참는 자는 공동의 선을 이루기 위해 끊임없이 노력하는 자이다.

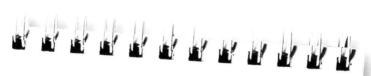

13·012(금)

<8> 인내를 가르쳐 주신 어머니

참(忍, 耐)는 것이 좋은 이유는 후회가 남지 않는다
내가 대학 2학년 때 교회 여름학교에서 선생을 할 때이다
수업중에 반성을 피우는 학생에 대하여 심하게 훈계(?)했을 때였다
옆자리에서 이야기를 듣고 계시던 어머님께서는 창문 것을
참지 못하고 내게 회초리며 심골을 비며 야단치며 단속하시면서
" 참을 수 있는 것을 참는 것이 참는 것이지, 참을 수 없는 것을
참는 것은 참는 것이 아니다 "라고 말씀하시며, 인내라는
타의 명을 깨우쳐 주셨다.

세상은 자기의 생각만으로 살아가지 못합니다
무슨 상황 대로만 살아서는 안 됩니다.
인내, 그것은 아름다운 삶이다. 인내라는 것은, 참고 다는 것은
사랑으로써 최고의 배움입니다.

인내는 신앙인과는 상관없이, 더불어 사는 사람의 교양문제
라고 생각합니다.

프랙자 멀로시의 인내 테스트록 보여 주었던 바와 같이
참지 못하는 사람은 / 승패의 승진께 있게 파을 사람
더 있고 공동의 선을 이루기위해 끊임없이 노력하는 자이다.

-19-

SK academy

오늘의 양식 ②

제목 : 인내 그것은 아름다움입니다.

참는 것이 좋은 이유는
후회가 남지 않기 때문입니다.
세상은 자기 생각대로 살지 못합니다.
쉽게 봐서 성질대로 살아서는
안 된다는 것입니다.

忍耐(인내) 그것은 아름다움입니다.
忍耐라는 것, 참는다는 것은
사람으로서 최고의 배움입니다.

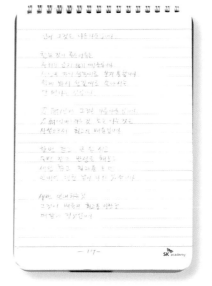

한 번 참고 큰 숨 쉬고
두 번 참고 반성을 해보고
세 번 참고 결과를 보면
인내에 대한 답이 나와 있습니다.

세 번 인내하는 것
그것이 배움의 최고봉이란 것
깨닫게 될 것입니다.

이 말씀 기억해 두십시오
살다 보면 무릎 칠 날 반드시 있을 겁니다.
어려운 문제가 닥치면

이날은 참고 생각해 보는 것이 우선입니다.

忍耐(인내) 그 맛은 아름다움의 극치입니다.

참으세요. 참지 못한 그 사람…….
성질 고약한 사람으로 사람들에게 낙인 되고
세상일 이런 사소한 일로 인생을 걸어서야……
어려운 상황 화가 나는 일이 있다면
눈 한번 딱 감아 보세요

참는 것이 최선이라는 것……
그것은 후회를 만들지 않기 때문입니다.

오늘의 양식 ③

가정화목-사랑-인내의 3법칙
한순간 잘 참으라. 인내하는 것이 십 년
안락의 원천이 되느니라.
가정의 화목, 부부의 사랑은 잘 참고
견디는 데서 온다.

인내의 기질을 배워야 한다
열을 받았을 때도 인내(忍耐)해야 하고, 억울한 누명을 써도
인내(忍耐)해야 하고 부부지간에도 인내(忍耐)해야 한다.
옛말에 "참는 자는 복이 온다"고 했다.

인생은 생로병사

2013년 6월 24일(월요일)

언어치료를 하기 위해서 재활병원에 갔다가 6월 20일 14시경 극적으로 노회장을 만날 수 있었다.

노회장은 혼자서 운전기사를 대동하고 병원비를 계산하는 중이었다. 나는 아프고 나서 처음 재활치료 중에 노회장을 만날 수 있어서 더욱 기뻤다.

노회장님의 연배 되시는 분 중에 근년에 암으로 돌아가신 한 분이 있었고, 친구는 회사 퇴임 후 1년 전부터 암으로 투병 중이시다.

노회장은 인후암 치료를 받았으나 재발 후 2주일에 1회씩 항암 치료 중이며, 2주 전부터는 2회/주 언어교정도 받아야 될 형편이란다. 서로의 건강 회복을 위하여 기원하였으며, 언어가 회복되는 속도도 빨라지기를 격려해 주었다.

누군가 인생은 생로병사라고 했던가?

기업 활동과 부부여행도 함께할 때가 언제였는가?

어릴 때부터 선천 고향에서 하나님의 신앙을 받고 교회도 잘 섬기며, 기업도 잘 키우고, 신상품도 개발하랴, 사회 발전에도 많이 기여하고, 개인적으로 자녀와 물질의 축복도 많이 받으신 분이다.

빠른 회복을 기원한다.

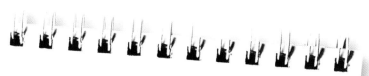

'3. 6/24(木)

7. 인생은 생로병사

재활병원에서언어 ② 장치료를 방문적으로 6월 20일 14시경
노희장을 극적으로 만날 수 있었다.

노희장은 후라시 운전수를 대통하고 병원비를 제산하는
중에 만 났다. 나는 뇌경색 발생으로 입원후 재활치료중에
노희장을 만날 수 있어서 더욱 기뻤다.

그 동안 노희장이 임빠 되시는 분들에 그 반세 앞으로
돌아가신 분 1분이 있었고, 친구는 퇴사퇴임후 1번 진 복이
있으로 들 병이시다.

노희장은 인투엇 앞치료를 받았으나 재 반 후 2 주 후에
퇴씩함여 하는 중이며, 그 주부터는 2회/주 언어교정도
받아야 될 형편이란다.

시술이 진갈 희복을 위하여 기원하였으며 언어 희복되는
속도도 빨라지기를 격려해 주었다.

누군가 인생은 싱그 병사 라고 했다가?

기억 인두의 부여여행도 함께 할때가 있게 있는가?

어른때 부터 신천 고향에서 하나님의 신앙을 받고 교회에도
장 심기되, 기도도 잘 기 두고, 신상품도 개 발하라.
사 희발전에도 많이 기여하고,

개인장은 자녀 의 물길의 축복도 많이 주었으며,
빨리 회복을 기원 한다.

— 21 —

SK academy

사고와 언어는 일치해야 한다

2013년 6월 26일(목요일)

  하고자 하나 말로 못하고 올리는 기도는 의미가 있을까?

  박선생님께서 치료하시는 환자분 중에 한 분인 할머니의 이야기다.

  『생각(사고)과 언어가 어울리지 못한 기도는 시원하지 않았으며, 한 번이라도 제대로 된 기도를 올리고 싶은 것이 소원이라고 했다.』박선생께서 하시는 말씀에 동의하며, 나의 경험을 참고로 기도에 관한 이야기를 전한다.

  매일 식탁 앞에서 "하나님 맛있는 음식을 주셔서 감사합니다. 하나님께 영광 돌리게 하여 주시며, 리더로 살아갈 수 있게 하여 주시며, 지혜로운 삶을 살아갈 수 있도록 하여 주시기 바라며, 오늘도 음식 먹고 건강하게 하여 주시고, 해질 때까지 주님께서 지켜주실 것을 바라며, 예수님의 기도로 드립니다. 아멘"

  한동안 사고력과 언어력이 동반되지 않았던 기도는 해도 전달되지 않았다. 말은 마음속으로 된다고 했었지만 말들은 계속 얼버무렸고, 글 내용들이 점점 기억 없이 전달될 뿐이었다.

  "하나님~ 영광~ 리더~ 지혜~ 아멘."

  일상생활에서 언어의 일치가 중요하듯이 사고력과 이해력, 언어력이 잘 이루어져야 말이 된다고 했다.

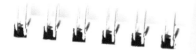

손주 승현이 그린 미술 작품 「파리 에펠탑 1」

6/26(木)

아무 상관없이 베풀어 줄 수 있을까?

2013년 6월 27일(목요일)

조회장이 재활을 위하여 헌신적으로 도와주는 데 감사드린다.

사람은 필요에 따라 움직이는 동물이라고 한다.

그리고, 인간은 이기적이기 때문에 협력적이라고 한다. 필요하다 싶으면 찾고, 필요 없으면 팽개쳐 버리는 것이 사람이다.

사랑의 종류는 아카페 사랑, 에로스 사랑, 필로스 사랑으로 나눌 수 있다. 필로스의 사랑이 친구의 사랑 아닐까?

관포지교(管鮑之交)와 죽마고우(竹馬故友)라는 이야기가 있다. 우정을 나누어 주고 있다고 생각한다. 친구가 정년퇴임 후 시간 날 때마다 회사 업무는 물론 조언을 해주고 있으며, 더욱이 재활지원을 위하여 신문읽기 등 약 60분 정도를 매일 아무 대가 없이 도와주고 있다.

정말 멋있는 사나이다.

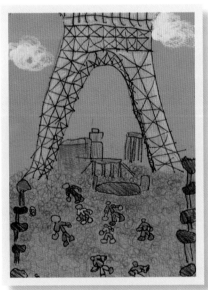

손주 승현이 그린 미술 작품 「파리 에펠탑2」

13. 6/27

<11> 아무 상관없이 베풀어 줄 수 있을까?

조희장이 재활을 위하여 헌신적으로 도와 주는데 감사드린다.
사람은 필요에 따라 움직이는 동물이라고 한다.
그리고, 인간은 이기적이기 때문에 혐력적이라 하나
필요하다 싶으면 찾고, 필요 없으면 팽개쳐 버리는
것이 사람들이다.   (장○○ 선생님)

사랑의 종류는 아가페 사랑, 에로스 사랑, 필로스
사랑으로 나눌 수 있다. 필로스의 사랑이 남수의 사랑일까?
관포지교 (管鮑之交)와 죽마고우 (竹馬古友)라는
이야기가 있다. 우정을 나누어 주고 있다고 생각한다.
친구가 정민 퇴임후 시간 날 때마다 회사 업무
올려 조언을 해주고 있으며, 더불어 재활치료을
위하여 신문 읽기 등 약 60분정도 아무 대가없이
도와 주고 있다.

(ㆍㆍ ㅎㅎ) (하고 숫자 이야기가 나온 것은)
정말 멋 있는 사나이다.

-23-

SK academy

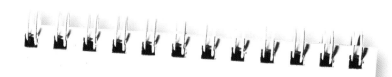

인생무상 (人生無常)

인간의 삶이란 무엇인가?
불가(佛家)에서는 '인생은 아침 풀잎에
이슬과도 같고, 참새가 대나무 숲에서
하룻밤을 자고 동이 트면 먼 곳으로
날아가는 같이 잠시 쉬었다 가는 것'이라 했고
대우주 공간에서 '겁(劫)'이라는 긴
시공(時空)에서 보면, 인간의 한 생애
라는 것은 찰나(刹那)와 같이 너무도
짧은 생을 살다가는 것이란 말이다.

인생무상(人生無常)

2013년 6월 27일(목요일)

인간의 삶이란 무엇인가?

불가(佛家)에서는 '인생은 아침 풀잎에 이슬과도 같고, 참새가 대나무 숲에서 하룻밤을 자고 동이 트면 먼 곳으로 날아가는 것과 같이 잠시 쉬었다 가는 것'이라 했다.

대우주 공간에서 겁(劫)이라는 긴 시공(時空)에서 보면, 인간의 한 생애라는 것은 찰나(刹那)와 같이 너무도 짧은 생을 살다 가는 것이란 말이다.

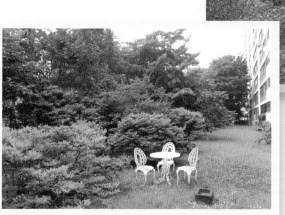

계절은 여름에서 겨울로
어김없이 흘렀다.

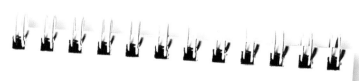

〈18? 12.??〉

건강을 위해 시작했던 골프

내가 4?가 되었던 해, 매달 몸 속에 저려리, 운동을
한 시간씩 했는데, 병원으로 부터 폐렴을 진단 받고,
3개월 치료 후, 골프를 시작하게 되었다.
건강때문에 시작한 골프는 운동이 되었고, 취미가 되어
삶에 일부 이유(一主二興)가 되었다.
운동을 안하면 죽는 생각에 꾸준히 운동을 시작 했지만
골프가 운동이 되었고 재미를 느끼기기 시작할 즈음에
'나도 3년안에 15발거를 치면 싱글이 될수 있다' 는
내용을 책으로 부터 접할 수 있었다.
연습을 열심히 꾸준히 한 결과 싱글 목표는 3년도
안걸려 2.5년만에 달성 할 수 있었다.
연습량 목표를 3년에 15만개로, 1년에 5만개로
나누 었다. 다시 1년을 12개월(72.000개)로 나누고,
1개월 30일 (6000개) 동안에 1일 평균 목표 량 "B"
200개 씩 연습 하는 것으로 잡았다.
매일 연습 시간를 1시간에 1 BOX(200개)를 연습 할수
있는 양이 있으나, 출근 으로 빠지는 연습량 과
주말에 보충연습량 (평균 5 BOX~7BOX(≒1000개~1400개)을
감안 하여 보면, 연간 총연습량 (72.000) 이
목표대비 (50.000개) 보다 30% 도 안된다.
◦ 목표 달성★을 계량하지 실천한 결과 였다.
연습 기간중에 체력이, 꿈과 신념을. 알아 책적 보장에
—25—

SK academy

90
90
92
검수/개인

200

건강을 위해 시작했던 골프

2013년 6월 28일(금요일)

내가 42세가 되었던 해, 매달 일 속에 쩔어서 운동도 할 시간이 없을 때, 병원으로부터 폐렴을 진단받고, 3개월 치료 후 골프를 시작하게 되었다.

건강 때문에 시작한 골프는 운동이 되었고, 취미가 되어 삶에 일석이조(一石二鳥)가 되었다.

운동을 안 하면 죽는다는 생각에 꾸준히 운동을 시작했지만 골프가 운동이 되었고 재미를 느끼기 시작할 즈음에 '나도 3년 안에 15만 개를 치면 싱글이 될 수 있다'는 내용을 책으로부터 접할 수 있었다.

열심히 노력한 결과 싱글 목표는 3년도 안 걸려 2.5년 만에 달성할 수 있었다.

연습량 목표를 3년에 15만 개로, 1년에 5만 개로 나누었다. 그리고 다시 1년을 12개월(72,000개)로 나누고, 1개월 30일(6,000개) 동안에 1일 평균 목표량 2Box 200개씩 연습하는 것으로 잡았다.

매일 1시간에 2Box(200개)를 연습할 수 있는 양이었으나, 출근으로 빠지는 연습량과 주말에 보충연습량(평균 5Box~7Box≒ 1,000개~14,000개)을 감안하여 보면, 연간 총 연습량(72,000)이 목표대비(50,000개)보다 30% 많았다.

목표달성을 계량하여 실천한 결과였다.

연습기간 중에 체력의 중요성을 알았고 체력을 보강하는 과정에 알게 된 것은 연습량과 아울러 체력과 집중력의 3요소를 갖추어야 목표를 달성할 수 있다는 것이다.

연습시간에 체력의 중요성을 알아 체력을 보강하였고 집중력 훈련을 위하여 별도 공부를 해야 할 필요가 있었다.

책 읽기, 골프채 공부, 훼어웨이 운영 요령과 목표관리를 위한 통계관리법도 적용했다.

건강을 위해 시작한 골프였지만 삶에 보람을 느낀다.

연습을 하루 안 하면 본인이 알고, 이틀 안 하면 캐디가 알고, 사흘 안 하면 갤러리가 안다는 말이 있다.

〈 목표 연습량 〉

기간	총 타수(개)	기간중 타수(개)	여유율	목표타수
3년	150,000	216,000	+30%	3년차 : 72타
1년	50,000	72,000		2년차 : 80타
1개월(30일)		6,000		1년차 : 95타〜100타
1일		200		

나의 컴퓨터 고장 이야기

2013년 7월 1일(월요일)

사람의 언어 기능을 컴퓨터로 표현하면, 하드 부문과 소프트 부문으로 나눌 수 있는데, 나의 컴퓨터 소프트 부문에 기능 장애가 있는 것이다.

입원 초기의 일이었다.

의사선생님은, 선생님의 입을 손으로 가리고 나에게 "이름이 뭐예요" 라며 말을 걸어왔지만, 나는 알아들을 수가 없었다. 나는 나의 이름을 "옥평권"이라고 댈 수가 없었다.

첫 대면 실패 후, 퇴원하는 10일째 날 나는 이름을 다시 대려고 했었지만, 의사가 질문한 내용은 못 알아들었고 질문에 답을 한 내용은 "옥평권"이 아니었다.

오른손으로 오른 귀 또는 왼손으로 왼 귀 그리고 코를 가리켜 보라는 이야기였던 것이다.

컴퓨터를 작동하려면 하드도 필요하겠지만, 저장되어 있는 소프트웨어가 더욱 필요하다. 나의 외장 하드는 손상이 안 되있지만 뇌에 저장되어 있는 말을 할 수 있게 의사전달을 해주는 소프트 프로그램이 고장이 났다. 나의 컴퓨터 프로그램은 어떤 것을 사서 넣어 줘야 할까? 노래방 소프트 프로그램이 아니라, 말하는 언어력과 글자를 알고 문장력을 키워주며, 기억력을 키워줄 수 있는

나의 컴퓨터 고장이야기

사람의 언어기능을 컴퓨터로 표현하면,
하드부문과 소프트로 나눌 수 있는데, 나의
컴퓨터 소프트 부문에 기능 장해가 있는 것이다.
입원 초기의 일이 있다.
의사 선생님은 나의 이름이 뭐냐고 하며,
선생님의 입에 손을 ~~ 가리고
말을 걸어 왔지만, 나는 알아 들을 수가 없었다.
나는 나의 이름을 "옥평친"이라고 (들을) 댈 수가
없었다. 첫 대면 실패 후, 퇴원하는 10일째 날
나는 이름을 다시 대려고 했었지만, 의사가 진료
내용은 못 알아 들었지만 질문에 답을 한
내용은 "옥평친"이 아니었다.
오른손으로 5로 귀 또는 왼손 귀 그리고
코를 가리켜 보라는 이야기 였었던 것다.
컴퓨터를 운전하려면 하드도 꼭 필요하겠지만,
저장되어 있는 소프트웨어가 더욱 필요하다.
나에게는 뇌장 하드는 손상이 안 되었지만
뇌에 저장 되어 있는 말은 할 수 있는 의사
전달을 해주는 소프트프로그램은 고장이 났다
나의 컴퓨터 프로그램은 어떤 것을 사서 넣어
줘야 할까?

-29-

SK academy

-30-

SK academy

소프트 프로그램은 없을까?

그동안 간단한 문장에서 단어 채우기, 간단한 그림 맞추기와 설명하기, 주어/목적어/동사를 갖춘 문장을 소리 내어 따라하며 외우기 등등 말귀를 알아가는 훈련이 필요한 것 같다.

67년 동안 사용했던 소프트웨어 프로그램이 지워졌다. 다시 Format하며, 재부팅하여 사용하는 방법밖에 없다.

언어재활용 소프트 프로그램을 개발하여, 고장난 소프트를 수리하여 원활히 대용할 수 있게 해주면 좋겠다.

언어재활연구소의 소프트 프로그램 개발 연구를 기대해 본다.

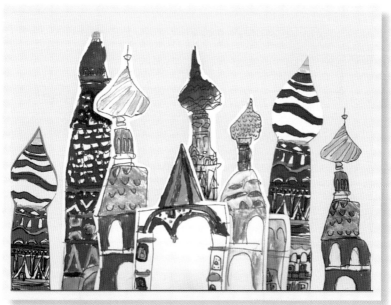

손주 승현이 그린 미술 작품 「모스크바 바실리 성당」

건강하고 여유 있는 삶

2013년 7월 2일 (화요일)

'운동을 잘 하는 사람은 일도 잘 하더라.'

또, '사람은 떡잎부터 보면 안다'는 이야기가 있다.

LG화학에 입사 후 34년째 근무하는 분의 이야기이며, 나의 건강관리에 관심이 많은 분의 이야기다.

총각사원 때는 자리를 옮겨가며 업무 수행력이 뛰어날 뿐 아니라 어떤 사원보다 임원들이 아껴주는 사원이었다. 여수 현지 근무 에서 알게 된 여성은 마침 해외 유학 중이었다. 사원이 여성을 사귈 시간이 없음을 알고, 임원의 배려로 해외출장 중임에도 불구하고 결혼할 수 있었다. 대학 시절에 야구를 좋아했으며, 직장에서는 임원 중에 골프 1위를 달리고 있다.

회사에서 부회장, 사장, 임원 3인이 회사의 발전을 위하여 끊임없이 기도하는 신앙인 3총사이다. 인내심이 강하고, 사내 적성테스트에서 실시한 스트레스 강한 사람 TEST 결과에서 10명 중 3위에 들어갔다고 한다.

기회는 준비된 자의 것이다.

인생에서 건강관리 잘 하고 일을 잘 하다가 아름다운 삶을 사는 요령은 다음의 3가지라고 생각한다.

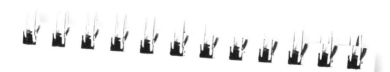

<15> 13. 11. 2

건강하고 여유 있는 삶.

운동을 잘 하는 사람은 일도 잘 하더라,
또, 사람은 평일부터 보면 안다는 이야기가 있다.
넬지화학에서 입사 후 34년 2째 근무 하는 분 이
이야기이며, 나의 건강관리에 관심이 많은 분의 이야기다.
총각 사원 때는 자리를 옮겨가며 업무 속 탱력이
뛰어 난 뿐 아니라 어떤 사원 보다 임원들이
아끼는 사원이었다. 여수 근무 현지에서
알게 된 여성은 마침 해외유학중에 있다. 사원의 여성을
사원 시간이 예순을 얻고, 임원의 배려로
해외 출장 중임에도 불구하고 결혼할 수 있었다.
대학 시절에 야구를 좋아 했으며, 직장중에는
임신 중에 골프 1위로 달리고 있다.

회사에서 복리강 사장 원원 3인이 회사의
발전을 위하여 끊임없이 기도 하는 신앙인 3총사이다.
인내심이 강하고, 사비 점심 테스트에서 실시한
스트레스 강한 사람 TCST 결과에서 10명중 3위에
들어 갔다고 한다.

기회는 준비 되는 자의 것이라
인생에서 건강관리 잘 하는 일을 잘하다가 아름다운
삶을 사는 요령은 다음의 3가지라고 생각 한다.
첫째 건강관리, 두번째 주 치의 만남,
셋번째 Bucket LIST를 만들고 여유(Leisure)
삶을 사는 것이 아닌가 생각 한다.

SK academy

첫째, 건강 관리, 둘째, 주치의의 만남, 셋째, Bucket List를 만들
고 여유(Leisure) 있는 삶을 사는 것이 아닌가 생각한다.

<167   13-7/8

          나의 언어재활치료

  4월16일 뇌경색으로 입원후 4월26일 퇴원했다.
  퇴원후 1주일정도 머리 공부 삼아을 손주들과 같이 한후
  5월1일부터 언어 재활성활을 시작했다.
  언어재활 처음에 되면서 치료사 선생님으로 부터 이야기 들은
  네 이야기는 크기 3개월기간이 재활이 중요한 기간이라 한다.
  그래서 그 기간동안이 점검고 효율 보이는 기간이라고 설명된다.
  어느 정도 재활치료를 마치려면 늦어도 6개월정도가
  필요하다고 한다.
  재활치료를 하는 데에는 기간도 필요하겠지만, 성과를
  높이려면 학습계획도 필요하고 본인의 노력과
  인내심도 필요하다.
  내가 과거에 했던 골프 연습 방법을 생각해 보면,
  언어재활 학습 방법도 연습량, 체력, 집중력 의 3가지가
  도움이 될것이다.
  언어치료를 위해서 체력,기력을 게을리 하지 말고,
  많은 언어 연습량 과 목표를 달성하려는 집중력을
  갖고 노력하면 좋은 질과가 나오리라 생각된다.

  언어 연습량 에 대하여는 항상
  정해 노자.

            - 32 -

나의 언어 재활치료

2013년 7월 8일(월요일)

퇴원하고 나자마자 손주들과 같이 매일 공원산책을 나갔다. 언어재활은 5월 9일부터 시작되었다. 언어치료선생님으로부터 들은 바에 의하면 초기 3개월 기간이 재활의 중요한 시기라고 말씀하셨다. 7월 8일은 치료를 받은 지 2개월 되는 날이다.

이 기간은 집중교육을 요하는 기간이라 생각된다.

어느 정도 재활치료를 마치려면 늦어도 6개월 정도가 필요하다고 한다.

재활을 위해서는 시간도 필요하겠지만, 학습 성과를 높이기 위하여 계획도 잘 짜야 하겠다. 재활하려는 본인의 노력과 인내심도 필요하다.

내가 과거에 했던 골프 연습 방법을 생각해 보면, 언어재활 학습 방법도 연습량, 체력, 집중력의 3가지로 똑같다.

언어치료를 위하여 체력 관리를 게을리하지 말고, 언어연습량과 목표를 달성하려는 집중력을 갖고 노력하면 좋은 결과가 나오리라 생각된다.

언어연습량에 대하여는 항목별로 매일 연습량을 정해보자.

〈 목표 연습량 〉

번호	항 목	교재	건수 (일)	연습 시간	평가 방법
1	듣고 따라 읽기(문항)	수시		60분	
2	듣고 받아쓰기(듣고 따라 읽기 재료 활용)				
3	캔[ ]채우기(문항)(단어 이해하기) (듣고 따라 읽기)	수시			
4	단문 듣고 내용 설명하기 (말귀 알아듣기)(이해, 토론)	수시			듣고, 이야기하 고 쓰기 연습
5	그림(카드) 설명하기(이해, 토론)	수시			
6	퍼즐 풀기(단어, 이해, 말 이어가기)		1	40분	
7	일기 쓰기(본인 작성)		1	120분	
8	계산기 숫자 맞추기(휴대폰 활용)			수시	
9	일기 쓰기 – 거의 매일 신문 사설 읽기(이해, 토의), 성경, 문서 읽기 단어 익히기(수시)			60분	
10	스무(20)고개 게임하기				

책을 통하여 지혜로운 삶을 살자

2013년 7월 8일(월요일)

'배워 남 줘' 라는 이야기가 있다.

자기의 생각만이 옳다고 고집하는 사람의 경우, 대부분의 사람은 편견에 치우쳐 있을 때가 많다. 사람의 의견을 유연하게 대체하는 능력이 뛰어날수록 책을 통하여 생각이 깊고 공동생활에 적응하는 훈련이 잘 되어 있는 경우가 많다.

나는 초등학교 5학년 때《얄개전》을 처음 읽어보고 새로운 세상을 경험한 바 있다. 책을 읽음으로 타인의 사고와 생활을 간접적으로 배울 수 있었다.

모방은 제조업의 성공 방식이며, 서구를 모방한 일본이 먼저 시작한 것이 아니었다. 1000년 간 문명을 이어간 화약, 나침반, 종이, 인쇄술 등도 모방을 통하여 가져다준 인류의 지혜이다.

㈜하도는 대기업과 같이 연수원을 갖추고 사원교육을 시키기가 어려워 간편히 책 읽기를 통하여 사원교육을 실시하고 있다. 회사에서는 전 사원에게 책 구입 비용을 지원하며, 수량은 제한이 없다.

독서교육은 다음의 3단계로 실시하고 있다.

첫째, 책을 읽은 후 A4용지(양식)에 독서보고서를 제출하는 것

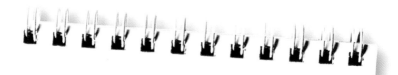

2017. 13.3/8

책을 통하여 지혜로운 삶을 살자

"배워 남주나" 라는 이야기가 있다.
자기의 생각만이 옳다고 고집하는 사람의 경우,
대부분의 사람은 편견에 치우쳐 있을 때가 많다.
사람의 의견을 유연하게 대처하는 능력이 뛰어날수록
책을 통하여 생각이 높고 공동생활에 적응하는
훈련이 잘 되어 있는 경우가 많다.
나는 초등학교 5학년때에 "앙기진"을 처음 읽어 보고
새로운 세상을 경험한 바 있다.
책을 읽음으로 타인의 사고와 생활을 간접적으로
배울 수 있다.
모방은 제조업의 생중방식이며, 서구를 모방한
일본이 먼저 시작한 것이 아니었나 싶다. 1000년간
문명을 이어온 화상, 지성과 중의, 이 모두 동양을
모방 통하여 가져다 준 인류의 지혜이다.
대기업과 같이 인수를 갖추고 사원교육을 실행하기
어려운 경우 간편히 책 읽기를 활용하여 사원 교육을
하고 있다.
나의 회사에서는 전사원에게 책구입 비용을 회사에서
대주고 있으며, 수량은 제한이 없어
첫째 책을 읽은 후 A4 용지(양식)에 독서 보고서를
제출하는 것으로 끝이며, 책을 읽은 사원에게는

-34-

SK academy

으로 끝이며, 책을 읽은 사원에게는 후원금으로 10,000원을 봉급
에 입금시켜 주고 있다.

둘째, 회사에서는 전 사원 대상으로 연간 2회에 걸쳐, 공동으로

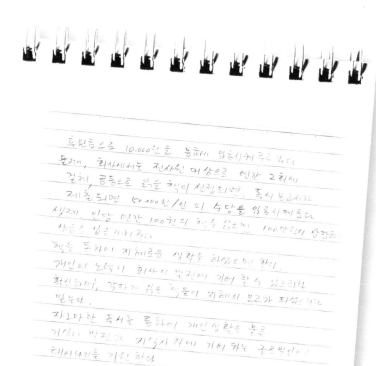

읽을 책을 선정, 독서보고서가 제출되면 50,000원/1인의 수당을 입금시켜 준다.

셋째, 1인당 연간 100권의 책을 읽으면 100만 원의 상금을 입금 시켜 준다.

책을 통하여 지혜로운 생활을 하였으면 한다.

개인의 노력이 회사의 발전에 기여할 수 있으리라 확신하며, 각 자가 읽은 책들이 지혜의 보고가 되었으리라 믿는다. 자그마한 독 서를 통하여 개인생활은 물론 기업의 발전과 지역사회에 기여하 는 글로벌인으로 태어나기를 기원한다.

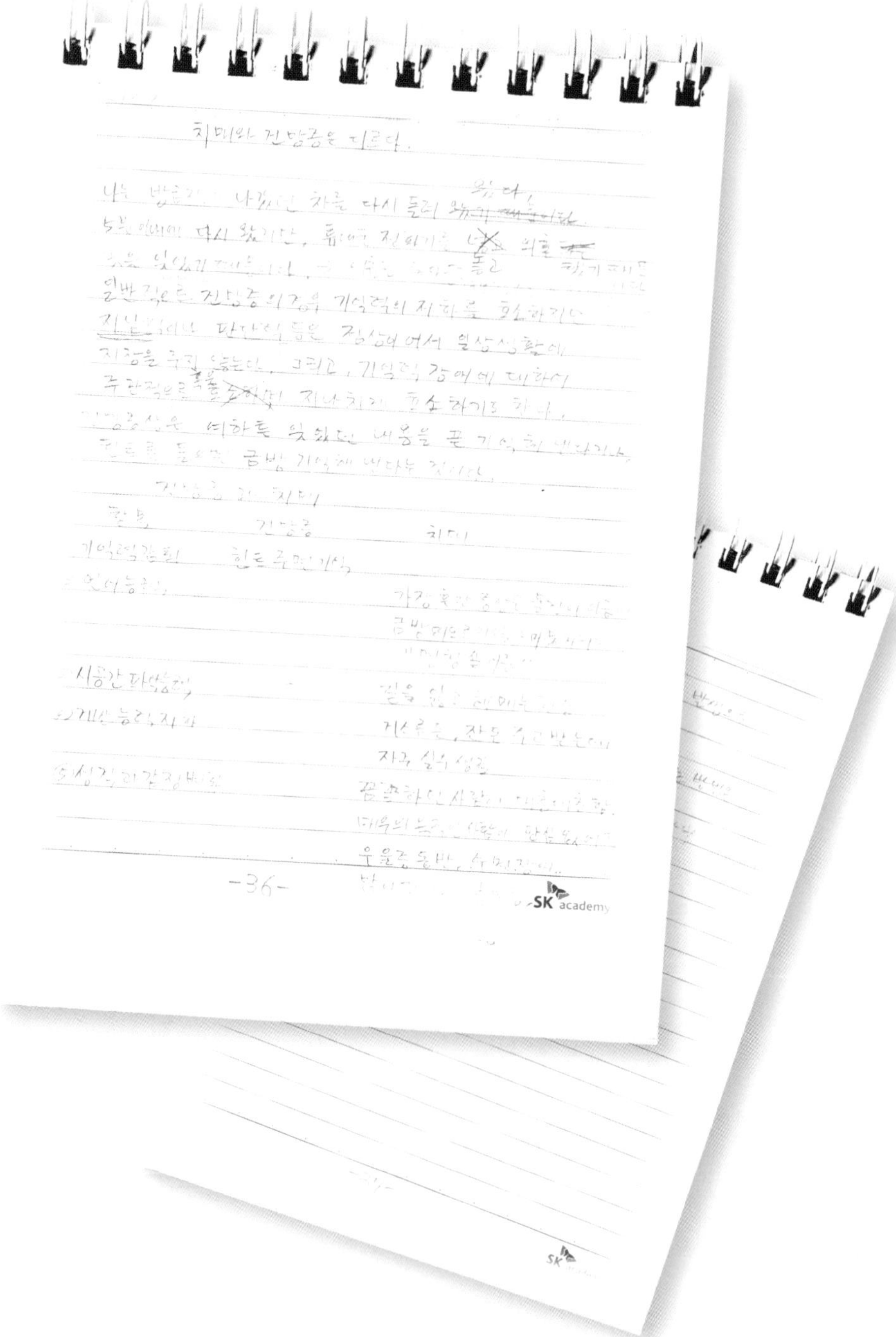
치매와 건망증은 다르다.
일반적으로 건망증의 경우 기억력의 저하를 호소하지만
지남력이나 판단력 등은 정상이어서 일상생활에
지장을 주지 않는다. 그리고, 기억력 장애에 대하여
건망증 과 치매
건망증
치매
시공간 파악능력
계산 능력 저하
-36-
SK academy

치매와 건망증은 다르다

2013년 7월 10일(수요일)

    나는 방금 전에 출근하려고 집을 나섰지만, 나갔던 차를 돌려 다시 집으로 돌아왔다. 출발한 지 5분 이내에 다시 돌아왔는데, 휴대 전화기를 놓고 외출했기 때문이다. 외출 전 휴대폰을 챙기는 것을 잊었기 때문이다.

    일반적으로 건망증의 경우는 기억력의 저하를 호소하지만 지남력이나 판단력 등은 정상이어서 일상생활에 지장을 주지 않는다. 그리고 기억력 장애에 대하여 주관적으로 혹은 지나치게 호소하기도 한다.

    건망증 증상은 여하튼 잊었던 내용을 곧 기억해 낸다거나, 힌트를 들으면 금방 기억해 낸다는 것이다.

〈 건망증과 치매 〉

항목	건망증	치매
① 기억력 감퇴	힌트를 주면 기억	
② 언어 능력		가장 흔한 증세는 물건의 이름이 금방 떠오르지 않아 머뭇거리는 현상. "명칭 : 실어증"
③ 시·공간 파악 능력		길을 잃고 헤매는 현상
④ 계산 능력 저하		거스름돈, 잔돈을 주고받는 데 자주 실수 생김
⑤ 성격과 감정 변화		꼼꼼하던 사람이 대충대충 함. 매우 의욕적인 사람이 관심 없어짐. 우울증 동반 수면장애(많이 잠자거나, 불면증)

치매는 인격 등의 다양한 정신 능력이 장애 발생으로 지속적으로 감퇴하는 초기 단계이다.

치매와 건망증을 치료하며, 건강하게 사는 방법으로 다음과 같은 내용이 제시되고 있다.

① 두뇌 회전을 많이 시킬 수 있는 방법

② 건전한 게임으로는 바둑, 카드놀이

③ 신문 읽기, 책 읽기, 글쓰기

④ 건강한 식습관으로는 생선, 야채 즐기기

⑤ 체력관리를 위한 적절한 운동

⑥ 충분한 수면

⑦ 메모하는 습관

오늘의 양식 ④

지남력이란?

1. 지남력은 시간, 장소, 사람 관계 속에서 현재 자신의 상황을 파악하고 이해하는 능력이다.

2. 지남력 치료에는 환자가 현 상황을 이해하고 예측할 수 있도록 일관적이고 지속적인 노력이 필요하다.

3. 지남력이 좋아지면 현재 장소와 시각, 주위 사람들이 누군지에 대해 알 수 있으며, 나와 환경의 변화에 적절히 대응할 수 있다.

마로니에 공원을 생각나게 하는 아내의 친구

2013년 7월 12일(금요일)

　나의 아내의 친구인 생물학자이며 신학자이며 8개 국어를 능통한 언어학자의 이야기이다.

　대학에서 생물학을 전공했기에 마로니에 나뭇잎이 5~7갈래로 되었다는 것을 알려주었던 친구이다.

　중학교에서 생물을 가르쳤으며 신학에서 구약을 가르쳤던 아내의 친구는 히브리어, 라틴어는 물론 8개 국어에 능통하다.

　아내를 비롯해, 친구 분들과 영어바이블 스터디를 만들어 영어성경공부를 가르쳐 주었

▼마로니에 꽃　　　　　　　▶마로니에 열매

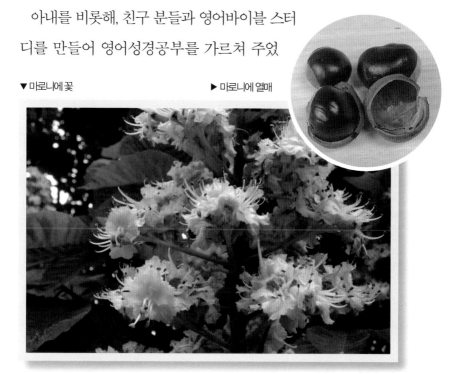

다. 영어 성경책(NIV)을 통하여 여러 해 동안 공부한 결과 전권을 몇 번 읽는 기회도 가졌다.

마로니에 공원은 옛 서울대 문리대 교정에 마로니에 나무 세 그루가 있었던 것을 유래로 불리게 되었던 공원이다. 송광사에 심어져 있는 마로니에 나무는 200년 전에 프랑스의 한 신부가 선물로 보내주었던 나무였다고 한다. 과거 국내에서 천주교의 탄압이 심하게 되자, 신부는 절에 들어가 1년간 숨어 지내며 피해를 면하게 되었고, 귀국 후 나중에 마로니에 나무를 선물로 보내주어, 지금도 나무가 무성하게 잘 자라고 있다고 한다.

마로니에 나무는 우산처럼 활짝 퍼져 있어서 궂은 비에 우산을 씌워주듯 시원한 그늘을 만들어 주는 나무이다. 나뭇잎은 5~7개로 되어 있고, 열매가 꼭 밤 같고, 열매의 일부 성분은 약용으로 사용되었지만, 독성이 있어서 식용으로는 사용할 수 없다.

요즈음, 교대역 근처 서초구 서초중앙로의 가로수는 마로니에 나무이다.

대법원을 정동에서 서초동 대법원 청사로 이전할 당시, 서울대 문리대 출신 동문들이 마로니에 공원의 향수를 생각하며 심어놓은 가로수 같다.

요즈음 재활병원에 치료 차 자주 서울 시내를 다닌다. 서울 시내 어느 곳을 가보아도 치수가 잘 되어 있으며 녹음도 우거져 푸른 도시를 쉽게 볼 수 있다.

옛 서울대 문리대에 있던 자리를 재개발하면서 마로니에 나무 세 그루를 기념하는 조형물을 만들어 놓았지만, 지금은 교대역에서 고속터미널까지 이어지는 거리를 다니다 보면 많은 마로니에 나무를 접할 수 있어 운치와 멋스러움을 느끼곤 한다.

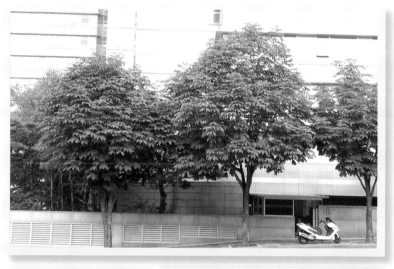

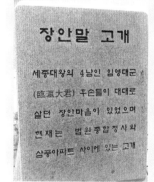

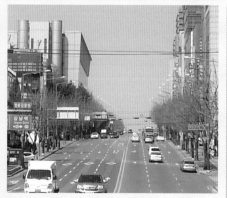

서울 서초구 서초중앙로의 가로수로 조성된 마로니에 나무.

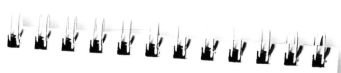

마을에 공원을 심어 나무 산다

나의 아내 친구인 실교목가이며 신학자이며
8기 신의 한 외둥인 언어학자의 이야기 이다.

옛 서울대 문리대 신문학 과를 졸업 하였으며
마을에 나무 본이 5짝으로 되었다는 것을 알지 못했던
친구 이다.

아내를 위하여, 친구분들과 영어 바이블 공부를 만들어
영어 성경 공부를 가른 하였으며, 원어 영어 성경책 (NIV)

친구의 누가로 미운가 9:2 며 이들 상은 나를에 서 동안하로
기증한 화가이며, 제와 기사는 공동, 베트남 주제 대사로
공동 편 지도 타폼한 가업이다.

마을에 공원은 옛 서울대 문리대 교정에 마을에 나무

왜 자빠져 있는지……?

2013년 7월 12일(금요일)

〈You're Getting Sick〉 만화 컬럼의 그림을 보며 말로 또는 글로 표현하는 시간이다.

할아버지가 머리가 지끈거리고 아픈지, 머리를 아프게 만지고 있고, 손수건으로 콧물을 닦고, 눈물도 닦으며 콧물감기가 걸려 난리가 난 모양이다. 약이라도 사 먹으러 약국에 가야겠다고 집을 나섰다. 잠시 의식을 잃었었는지 땅바닥에 넘어져 머리를 부딪쳐 누워 있는 그림 대목이 나온다. 나는 길바닥에 누워 있는 할아버지를 적당한 말로 표현할 수가 없어 "뒤집어졌어요" 라고 했다.

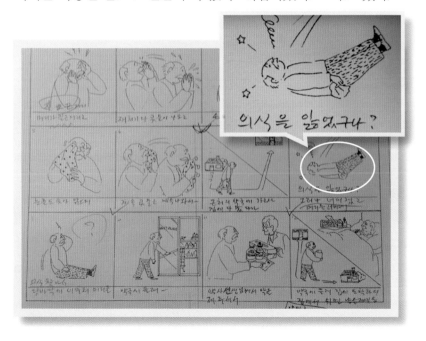

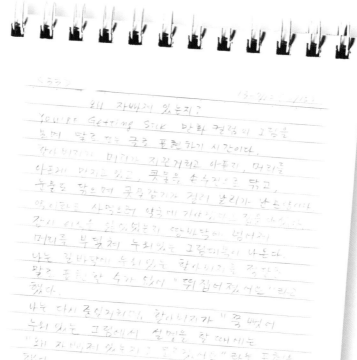

나는 다시 중얼거리며, 할아버지가 쭉 뻗어 누워 있는 그림을
설명할 때에는 "왜 자빠져 있는지? 모르겠어요" 라는 표현을 했다.
정상적인 사람의 표현이라면 "왜 자빠져 있는지?" 라는 내용 대신
에 "왜 넘어져 있는지?" 라고 했어야 했다.

박선생님의 말씀에 의하면, 환자들은 일반적으로 어울리지 않는 이야기 또는 황당한 교양 없는 이야기를 골라서 표현할 때가 있다고 한다. 본인의 실력으로 표현할 수 있는 말과 글로는 한계가 있기 때문이라고 한다.

어서 빨리 회복되어 정상적인 사람들이 사용하는 보통 언어, 경어를 잘 활용할 줄 아는 교양인이 되기를 바란다.

<20R> 13-1/13

"아버님~ 받을 준비하세요"

지난 금요일에, 며느리는 나에게 "아버님, 받을
준비하세요" 라며 휴대폰 전화기로 통화하며 깜짝 한다.
며느리에 의하면, 전화하는 나의 목소리를 듣고
언어치료는 잘 되고 있으며 다 나의 신경 같다며 말했다.
토요일 오후에 목사장은 나의 방문만 때문에
일본에서 고바야기 상무가 내방한다는 연락을 받았다.
고바야시상무는 방문하러 갈때 늦고갈 과일바구니를
준비해 줄것을 목사장께 의뢰했다. 목사장은
며느리를 동아의 백화점에 가서 과일 골음을 고르거나
포장하는 방법을 가까이 의논했다.

뇌경색 발생후 3개월 (4/10~7/15)이 되는 날이다.
며느리는 내가 긴 병치에 입원했을 때 애들이 학교와
유치원때문에 빨간호 할 시간이 오는데 예를 부각하고
어머님 대신에 동들이 빨간호를 하며 방문들에 을
줄은 밝게 하며 극 있다.

며느리의 우정은 높으며 "손상 간호으로 퇴직 하였으나,
회사는 최의 근무되기나 가족 바뀌는 근심, 학 때마다 이생의
리정을 넘거나 가능 하였으며 어느 듯 이라도 함께 가나 하며
라며 결론할 것은 며느리에게 감사해 주었다.

-44-

SK academy

길을 걸어 시부모님께서 며느리에게 당복하는 받은
인생을 공정으로 있다는 받은 영성하는 선거요
며느리는 말도 하며 꿈꾸는후 아버님~ 받을 갈게하며 하며
인생을 공정으로 있다는 받다.

-45-

SK academy

아버님~! 말씀 잘 하시네요

2013년 7월 13일(토요일)

지난 금요일에 며느리는 나에게 "아버님~! 말씀 잘 하시네요." 라며 휴대 전화기로 통화하며 칭찬했다. 며느리에 의하면 전화하는 나의 말소리를 듣고 언어치료는 잘 되고 있으며 다 나으신 것 같다고 말했다.

토요일 오후에 아들인 옥부사장은 나의 병문안 때문에 일본에서 고바야시 상무가 내한한다는 연락을 받았다. 고바야시 상무는 문병하러 갈 때 갖고 갈 과일바구니를 준비해 줄 것을 옥부사장에게 의뢰했다는 것이다. 옥부사장은 며느리를 통하여 백화점에 가서 과일 종류를 고르거나 포장하는 방법에 대하여 의논했다.

발병 후 3개월이 되는 7월 15일이다.

며느리는 내가 길병원에 입원했을 때 애들의 학교와 유치원 때문에 병간호 할 시간이 없는데도 불구하고 어머님 대신에 틈틈이 병간호를 하며 방문객들을 즐겁게 맞이하여 주었다.

며느리의 친정 부친은 3성 장군으로 퇴직하셨다. 친정 부친께서 근무지가 자주 바뀌는 군생활 때문이었는지 "여자는 남자가 가는 곳이면 어느 곳이라도 함께 가야 해." 라며 결혼할 쯤에 남편 근무지에서 신혼집을 차리게 될 것을 걱정하는 며느리를 불러 격려해 주었다고 한다.

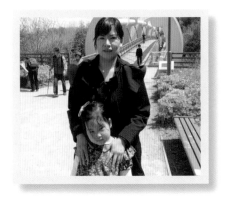

아들은 대학졸업 후 일본 유학을 다녀왔다. 동경공대에서 석·박사를 5.5년만에 마치고, 삼성연구소에 입사했다. 입사 후 첫 근무지는 울산공장이었다. 결혼하면서 아들의 근무지는 대전연구소로 옮기는 행운을 얻었다.

결혼예식장에서 주례목사님은 며느리에게 요즈음 젊은이들이 아이를 많이 갖지 않으려는 경향이 있어 걱정한 나머지 4자녀까지 갖는 것이 어떠냐고 질문했다. 며느리는 즉각 "예" 라고 답해주어 하객들께 귀여움을 받았다. 며느리는 결혼 후 손자와 손녀를 한 명씩 2명을 낳아 잘 키워주고 있다.

총명한 눈빛에 지혜롭고 슬기로우며, 친정 부친으로부터 받은 건강한 체격, 항상 긍정적인 마음, 감사하는 마음으로 자녀들을 잘 키우고 있으며 현모양처로 잘 살아가고 있다.

결혼할 때 시부모님께서 며느리에게 당부하신 말씀 "인생은 공짜가 없다"는 말을 명심하고 살자. 연세 세브란스병원 재활에서 언어치료를 열심히 공부한 결과 이제는 "아버님! 말씀 잘 하세요" 라고 며느리가 말을 할 만큼 진전이 있어 감사하고 있다.

인생은 공짜가 없는가 보다.

삼복 보양식에 초청해 주신 큰형님

2013년 7월 16일(화요일)

여름 보양식인 민어요리집에 큰형님께서 안내해 주었다.

큰형님께서 나와 아내, 아들과 회계사 등 5명을 인천시 신포동
에 있는 민어요리 매운탕 전
문인 화선집에 초청해 점심
시간에 함께 식사했다.

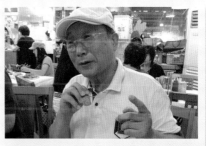

형님의 말씀에 의하면 "동
생의 입원으로 인하여 본인
의 건강관리를 다시 점검해
볼 수 있는 기회가 되었다."
고 했다.

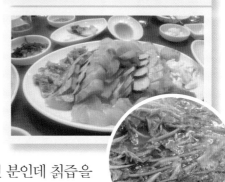

큰형님은 그동안 게을리
하던 자전거 운동량을 늘렸
고, 건강식은 평소에 안 드시던 분인데 칡즙을
새롭게 드시고 계셨다. 칡즙은 혈액, 피부, 갱년
기 증세에 도움이 되는 것 같다고 하셨다. 새로 맞추
어 목에 걸은 티타늄 목걸이가 인상적이다. 목걸이에는 전화번호,
주소, 혈액형 등이 새겨져 있었다.

큰형님은 나의 6년 연상이시다. 4남2녀 중 장남으로, 몇 해 전

에 둘째남동생은 이미 고인이 되었고 셋째인 나를 뇌경색으로 잃을 뻔했다. 세상을 떠나는 것은 나이 순서가 아닌가 보다. 큰형님은 대학 졸업 후 일본으로 취직하여 근무했다. 퇴사 후 사업을 시작하였으며, 나의 사업발판도 되어 주었다. 아버님은 일본 유학에서 귀국하여 치과의사로 일하시다가 6·25 전쟁 중에 신학 공부를 마치고 목사로 봉사하셨다.

큰형님께서는 한·일 협력으로 5년 간 일본에서 직장을 잘 마칠 수 있었고, 나의 아들은 일본 동경공대에서 박사 과정을 수료하였다. 아버님, 큰형님과 아들은 우연히 일본과 인연을 맺고 있다.

환자의 기력 회복에 좋은 민어탕은 지친 몸과 마음을 달래기 위해서 보양식으로 권하며, 더운 삼복 더위를 이기기 위해 즐겨 먹는 대표적인 한국음식이다.

민어는 '백성의 생선'이란 뜻으로 불린다.

'복더위에 민어찜은 일품, 도미찜은 이품, 보신은 삼품'이라는 말이 있을 정도이다. 더운 계절에 보양식 민어매운탕을 준비하여 얼큰한 국물을 곁들여 이열치열할 수 있도록 응원해 주신 큰형님께 감사드린다. 장거리 산행이 많으신 큰형님께서는 건강 때문에 본인의 목숨을 잃을까 걱정되어 티타늄 목걸이를 1개에 75,000원을 주고 맞춤은 물론, 친구들에게도 정보를 주어 활용할 수 있게 해주었다. 동년배 친구들보다 건강하게 살면서 좋은 아이디어를 주시는 큰형님! 오래오래 건강히 사세요.

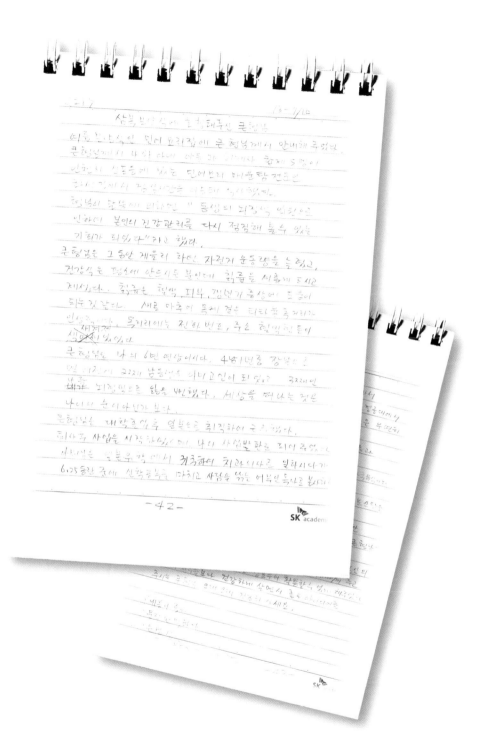

-42-

SK academy

고바야시 고문 이야기

2013년 7월 17일(수요일)

1년 만에 고바야시 상무께서 나의 발병 3개월째에 일본의 바다의 날[海의 日] 공휴일을 기하여 2박3일 간 일부러 시간을 내어 과일바구니를 사들고 문병을 위해 방문해 주셨다.

7월 13일(토) 14:30분 비행기로 김포공항에 도착하여 여의도호텔에 숙소를 정했다.

고바야시 상무님은 1983년도부터 회사가 본사 건물을 여의도로 옮긴 후 30년째 여의도호텔을 애용하고 있다. 1977년부터 큰형님과의 인연으로 기술 제휴를 맺고, 합작회사까지 약 36년 간 교류를 하고 있다. 본사 빌딩이 1977년도에 퇴계로 대연각빌딩 옆 서울빌딩에서 1983년도 여의도 한국기계회관빌딩으로 이전하였고, 다시 1995년 6월에 인천 주안공단의 한국산업공단으로 이전하였으나, 고바야시 상무께서는 주로 여의도호텔에 체류했다.

큰형님은 식도락가이다. 문병차 들른 고바야시 상무와 함께 저녁을 하기로 했다. 오늘도 그 많은 음식점들을 마다하고 노량진수산시장에 들러 싱싱한 해산물을 직접 사서 단골식당에 요리를 맡겼다. 오늘의 메뉴는 광어회와 대게찜이다. 싱싱한 대게 4마리를 쪄서 5명이 즐겁게 배부르도록 먹었다. 큰형님께서는 일본술 한 병을 직접 사들고 오셨다.

일본말에 고바야시 (상무과장)의 나이 반 또 5가 철이에
일본의 바다의 날 (7월의 日) 공휴일을 가까이 2박 3일간
일복리 사건을 피이 과밀 바꾸어온 사두고 병문을 하느라
방문해 주었다.

'19년 3월 (토) 14:30 분, 비행기로 각종 음식가리도 정리하여
더미로 출판에 숙소를 잡았다.

고바야시 손두님은 1983년 부터 회사가 본사 건물을
더미로 옮긴후 30년째 더미로 호텔을 애용하고 있으며,
1977년 부터 큰 딸님과의 인연으로 기숙 가족으로 맺고,
현직 회사까지 약 36년간 교류를 하고 있다.

본사 빌딩이 1977년 쯤에 터미로 대여간 빌딩을 서울 빌딩에서,
사원이 더미로 한 3개째 지번 빌딩으로 이전 지었으며,
다시 1995년 6월에 인천 주 산업지역 이 한국 수 산업인으로
이전하였으며, 고바야시 상무께서는 주로 더미로 호텔에
체류했다.

큰 호텔은 숙소만이 아니다.

방문 인사 고바야시 손두와 함께 기업투 같이 하고 있고,
오늘도 그 댁을 음식문으로 마다하고 노량주량시장에 들려
싱싱한 해산물을 구입해서 단골 식당에 요리를 시켰다.
오늘의 메뉴도 광어회와 매게 정식이다.

싱싱한 제게 4 마리를 가게 4 손님의 곁 길게 메뉴로 넣었다.
큰 딸님께서만 일본을 한 번을, 직접 사들고 오셨다.

소주잔으로 일본술을 마시니 술맛이 안 나신다며 사기로 된 술잔을 준비하여 갖고 와 한 잔씩 축하의 잔을 따라주셨다. 나는 완쾌를 기원하는 잔은 받았으나 술잔을 비우지 못했다.

현재 고바야시 상무는 80세, 큰형님은 73세, 나는 67세, 나의 아들 옥부사장은 38세이다. 큰형님께서 37세 되는 해에 고바야시 상무(44세)를 만나 36년 동안 좋은 친구로 지내고 있다.

오래오래 건강히 살라고 과일바구니로 축하해 주는 죽마지우(竹馬之友)께 감사드린다.

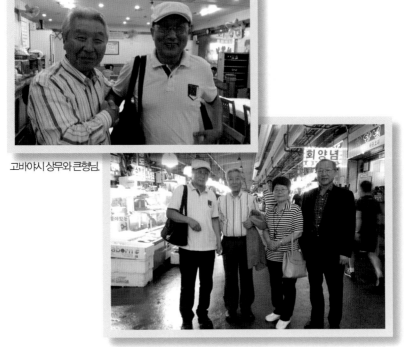

고바야시 상무와 큰형님.

왼쪽부터 큰형님, 고바야시 상무, 아내, 필자.

하늘은 스스로 돕는 자를 돕는다

2013년 7월 18일(목요일)

오늘은 고바야시 상무와 만남을 통하여 나와 가족이 성공으로 이를 수 있는 계기가 되었음을 말하고자 한다.

2003년 가을 고바야시 상무의 인솔로 온가족 4명이 1박2일 동안 닛코온천으로 아들의 박사 과정 수료 졸업여행을 떠났다.

동경 아사쿠사 전철역에서 닛코역까지는 약 1시간 걸렸다. 닛코 국립공원을 보기 전에는 일본의 아름다움을 말하지 말라는 이야기가 있다. 낙엽이 물든 가을날, 온천이 있는 호텔에서 자고, 세계 문화유산이 있는 하늘 호수라고도 불리는 해발 1,270m에 소재하는 주젠지 호수(길이 20km)를 거쳐 도쿠가와 이에야스를 신으로 모시는 닛코도쇼궁 신사를 구경하고 호텔로 돌아왔다.

2003년 9월 28일 동경 메구로 전철역에 도착하여 졸업식장인 동경공대에 도착하였다. 아들의 이야기에 의하면 동경공대에서는 졸업식장에서 졸업생을 축하하기 위해 가져오는 꽃다발도 볼 수 없고, 전통적으로 졸업생도 가운을 안 입고 졸업식에 참석한다고 한다. 총장님의 간단한 축하의 말씀과 일어판과 영어판으로 만들어진 졸업장을 주었고 졸업장의 원본은 일어판으로 만들어진 것이라고 설명해 주었다.

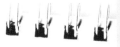
고비야시 상무와 필자.

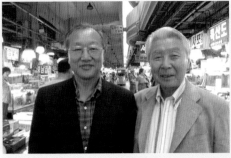

〈23〉

하늘은 스스로를 돕는 자를 돕는다

13-7/18

오늘날 고바야시 상무와 만남을 통하여 나와 가족의 성금으로
이룩 수 있는 계기가 되었다.
고바야시 상무 내외로 온가족 구성이 ㅣㅇㅇ일 동안 넛쿄운전으로
봉사활동하기로 졸업식식을 떠났다.
동경 아시쿠사 관림박에서 넛코역까지는 약ㅣ시간 걸었다.
넛코 국립공원을 보기전에는 일본의 아름다움을 말하지
말라는 이야기가 있다.
남미에 돋는 가을 산 운무에 싸인 온도로에서 감고,
세레 물이 부신이 겼고 하늘 호수라고도 불리는 츄젠
에서 주인공 교수 (길이 2ㅇㅂ�ㅁ를 거쳐
포쿠가와 시대를 상으로 보이는 넛쿄토소쿠 신사를 구경하
하기 했다.

2ㅇㅇ3년 구월 2ㅇ일 동경 메구로 구 친입에 들어나서
졸업장 ㅇ. 행ㅇㅇ ㅇ식 ㅇ실에서 ㅇㅇ 아들이 이야기에 이ㅇㅇ민
동경만안에서도 졸업장에 맞리 오늘 꾸러 받은 복수 있고
전통으로 졸업상도 가운을 안 입고 졸업식에 참석 한다
한다. 종강남의 간마의 호라의 맘슴 리 입식으로
의시꾸나요 만들어진 졸업장도 그있고 졸업장의 원본은
연이관으로 만들어 이있다고 설명해 주었다.

아임분
-5ㅇ-

SK academy

아들은 졸업식을 마친 후 졸업식장에서 즉시 귀국길에 올랐다. 10월 2일 자로 삼성연구소 울산공장이 있는 근무처로 출근했다. 박사수료자로 1년 전부터 특채 채용되었고 과장 직급으로 출근했다. 고바야시 상무의 지도로 유학을 하게 되었고, 전공과목도 맞춤으로 면담하여서 정했다. 아들의 경우는 고등학교 2학년부터 미국 유학보다는 일본 유학을 추천해 주었고 전공과목도 상세히 지도해 주었다. 고바야시 상무는 나의 아들의 동경 유학 시절에 기숙사 생활뿐만 아니라 학교와 회사 생활에 관하여 상세히 지도해 주었다.

동경공대 주임교수의 말씀에 의하면 1년 정도 조기 졸업을 할 정도로 능력도 있었다고 말해주었다. 본인 스스로 노력도 많이 했지만 교육기간도 5.5년 걸려 예정대로 마칠 수 있었다. 학교의 전공과목은 대학에서 기계공학과, 석·박사 과정에서 화학공학과 가업승계를 위해서 교반러올러지를 공부했다.

고바야시 상무를 통하여 한국의 교반기술자 내지는 세계의 교반기술자로 태어났다. 고바야시 상무님께 감사를 드린다.

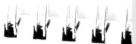
고바야시 상무와 필자의 아들인
옥태준 부사장.

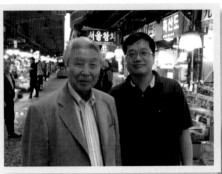

아들은 졸업을 마치고 졸업식장에서 즉시 친구와
올랐다. 10월 2일 자로 삼성전자 울산공장이 있는
교육처로 출근 했다. 박사 수료자는 1년 간 후 더
특히 해온되었고 라라극군으로 졸근 했다.

고바야시 상무의 지도로 유학을 하게 되었고, 전공과목도
말씀으로 면담하시 정했고,
아들의 경우는 고등학교 교학때부터 미국 유학 보다는
일본 유학을 추천해 주었고 전공과목도 상세히 기로해 주었다.
고바야시 상무는 나의 아들의 동경유학시절에서
가족사 선한 뿐만 아니라 학교 외 회사 입촨에 관하여
상세히 기도해 주었다.
중경공대 교샘 교우의 말씀에 의하면 1년정도 조기 졸업을
할 정도로 능력도 있었지만 안해 주었고, 본인의 노력을
많이 하기를 교육기가도 늘여... 음의 세... 도
바킨도 있습니다.
정... 전공과목은 대학에서 기게공학과, 석·박사 과정
에서 화학공학과, 가입 능계를 위해서 교반러를러리를
공부했다.
고바야시 상무를 돌하서 화학이 교반기술과 내기구 세계이
교반기술가로 두어서 있다.
고바야시 상무님께 감사 올리다.

SK academy

벚꽃나무와 인간승리
2013년 7월 20일(토요일)

'10년을 보고 나무를 심고, 100년을 보고 인재를 심는다'는 이야기가 있다.

고바야시 상무께서는 2012년 2월에 ㈜하도 창립 35주년 기념으로 벚꽃나무를 심었다. 일본의 꽃인 사쿠라 나무 꽃으로 매년 화사하게 장식되었으면 하는 마음으로 벚꽃나무를 심었다.

작년에 심어 놓은 벚꽃이 처음 피는 것을 보려고 기다렸으나 갑자기 금년 4월 16일에 입원하게 되었다. 나는 4월에 피는 꽃을 못 보게 되어 직원을 통하여, 사진을 찍어 놓으라고 부탁하였다.

7월 13일에 나의 문병차 방문했을 때, 고바야시 상무께 보여드리려고 찍어 놓았던 벚꽃나무의 사진과 장미꽃의 사진을 보여드렸다. 심은 지 불과 1년밖에 안 된 나무인지라 나뭇잎이 미약하게 보였다. 비료를 좀 줘야겠다고 했다.

한편, 6월에 찍어 놓은 장미꽃 사진은 화려했다. 사진 속의 벚꽃은 이미 졌지만, 벚꽃나무 잎이 장미꽃과 어울려 한참 아름다움을 내뿜고 있었다.

벚꽃의 계절이 다시 돌아오면, 나는 재활하여 건강하게 되어, 애벌레가 나비로 다시 태어나듯이 태어날 것이다.

나의 발병은 3개월이 되었으며, 고바야시 상무에 의하면 6개월

벚꽃 나무와 인간승리 (벚꽃마을 24세대)

"10년을 보고 나무를 심고, 100년을 보고 인재를 심는다"는 이야기가 있다.

고매리의 상수재세대는 2012년 2월에 회사 준공 축하 기념으로 꽃 벚꽃나무를 심었다. 일부가 꽃이 자라다 나무 죽음으로 인해 회사에서 새로 심었으며 나무 마음에서 벚꽃나무를 심었다.

낙엽이 섞어 놓은 빗쪽이 처음 피는 것을 보려고 기다렸으나, 갑작이 4월 16일에 일찍피하고 지부난, 나는 4월에 그 꽃을 못 보아 마리 걱정을 되었나, 사진을 자꾸 보이며 일러놓았다.

7월 12일에 (준비하자 상무께) 나의 빗플앞에 첫 방을 함께, 고매사 상무는 빗네르거런 적어 놓았던 빗쪽나무의 사진과 강비꽃의 사진을 보며 드렸다.

처음에 심어 놓았던 나무(가지) 나무잎이 미약하게 있었나, 그러나 6월에 꽃이 못을 진너스마거는 희러있어 사진들이 빗쪽을 이미 쟁기며, 빗쪽 나무 잎이 장내쪽과 어울리 한참 아름품을 내뿜고 있었다.

벚꽃의 세월이 다시 돌아오면, 나는 재 많으로 건강하게 피어, 아빌데서 나비를 다시 되어 나무이 래화 불러내서 음지 들어 1년 뒤의 만일 꽃 나무입니다.

-52-

-53-

이후가 되면 완쾌될 것이라 했다. 처음에 나는 나의 이름도 부를 줄 몰랐다. 퇴원 후 처음에 손주들과 공원 나들이를 나갔을 때에는 스테이크(Steak)의 양식 이름을 발음하는 데에도 무엇을 말하는지 알아듣지도 못했음은 물론, 스테이크의 발음도 따라할 수 없을 정도였다. 며느리는 스테이크라는 단어를 외우게 하려고 문자로 써서 알려주었고, 나는 한나절이나 걸려 외웠다. 언어 재활 치료는 어린애들이 말을 배우듯이 따라하기 시작했고, 외국인들이 한국어 발음을 하듯이 따라했다. 아내의 부단한 노력 봉사가 끊임없었다. 의미전달을 위하여 통역봉사까지 해 주어야 했다.

'노력은 성공의 어머니' 라는 이야기가 있다. 세상에 인내심 없이 이룰 수 있는 일은 아무것도 없다. 성공은 재능만 갖고 이룰 수 없다. 재능이 있어도 성공하지 못하는 사람이 많다. 성공은 천재성만으로 이루기 힘들다. 인생은 공짜가 없다.

외국어를 연습하여 익히듯이, 사업을 성공하려면 끊임없이 연습·반복의 노력이 필요하듯이, 인간승리를 위하여 노력하자.

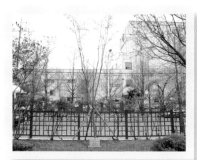
▶ 초봄의 벚나무.

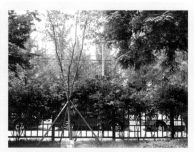
▶ 여름의 벚나무.

따라 말하기 잘 했어요

2013년 7월 22일(월요일)

나는 매주 4일 간 세브란스 재활병원의 언어치료실에서 지도선생님이신 박혜원 선생으로부터 언어치료를 받고 있다.

말 따라하기를 시작하는 시간이었다.

박선생께서는 "난민을 직접 만나보니 안타깝고 슬프다" 라며 따라하기를 할 내용을 선창해 주셨다. 들은 내용을 잊어버리지 않고 빨리 따라할 차례가 왔다. 나는 주어진 문장이 내가 따라하기에는 조금 긴 문장이라 생각되었으나, 들은 것을 까먹지 않고 암기하여 따라하기를 했다. 그러나 나는 순간적으로 "난민을 만

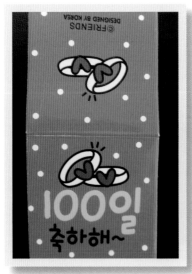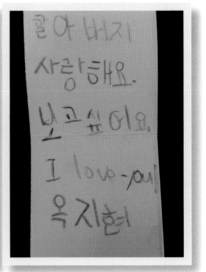

손녀 지현의 격려 카드.

나보니 가슴이 아프고 슬프다"라며 "직접"이라는 단어를 빠뜨렸고, "안타깝고"를 "가슴이 아프고"로 따라하기를 잘못했다. 나는 주의력과 집중력을 갖고 천천히 내용을 더듬어 따라했어야 했다.

나는 7월 22일에 오늘과 똑같은 문장으로 말 따라하기를 하였었는데 "~가슴이 아프고" 대목에서 똑같은 오류를 냈던 것이다. 같은 문장을 7월 12일에 처음 말 따라하기를 했을 때부터 본인의 감정을 반영한 내용으로 말 따라하기를 했었다. 문장 내용을 받아들였을 때 따라오는 이미지에 평소의 생각을 반영한 내용으로 해석하여 말 따라하기를 했던 것이다.

7월 12일에 외워 놓았던 문장이었으나 10일이 지나 다시 말 따라하기를 하다 보니 과거와 같은 선입견을 버리지 못하고 똑같은 잘못을 저질렀다.

앵무새는 사람이 말을 하면 따라할 수 있는 새로 유명하다. 앵무새 말고도 사람의 말이나 어떤 소리를 듣고 똑같이 따라하는 능력을 가진 새가 있나요? 앵무새와 같이 말을 따라하는 새. 조잘조잘 따라하는 이쁜 새처럼 나도 말 따라하기 선수가 되었으면 좋겠다.

고바야시 상무와 9인

고바야시 상무와 회사 부장들을 포함하여 9명은 7월 14일 저녁에 여의도백화점 식당에서 나를 위로하는 모임자리를 가졌다.

나는 요즈음 세브란스 재활병원에서 언어 재활 치료를 받느라 정신이 없다.

재활병원에서 언어치료를 받는 것은 새로운 삶을 살기 위하여 새로운 언어 소프트 프로그램을 깔고 있는 중이라고 생각한다.

나는 새로운 단어를 하나하나 따라하기 시작하였고, 다시 주어·목적어·동사와 연계되어 있는 단문들도 따라하기를 시작하였다.

언어치료용 학습재료를 통하여 카드읽기 공부를 할 때이다.

언어선생님께서는 카드에 나와 있는 젓가락 그림을 지시하며 무엇이냐고 물었다.

나는 묵묵부답이었다. 무엇을 하는 물건인지는 알겠으나 뭐라고 답해야 할지는 말(발음)이 안 나왔다. '젓가락' 이라는 단어를 잊어버려서 알 수 없으니 처음부터 답을 할 수가 없었다.

다음 공부시간에서 있었던 내용이다.

선생님께서는 단문장을 제시해 주시면서 따라하라고 하셨지

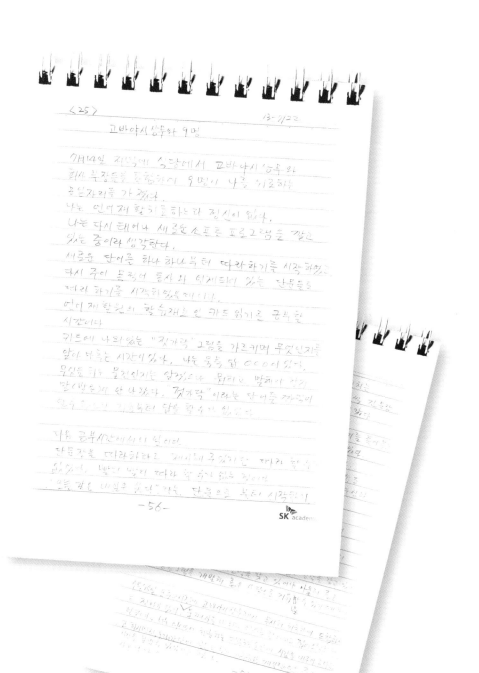

<25>   13-2/22

　　　고바야시 상무와 9명

7개14일 저녁에 식당에서 고바야시 '상무'와
회사 부장들을 동반하여 9명이 나를 위로하는
술입자리를 가졌다.
나는 언어저 탈기도 하는라 정신이 없다.
나는 다시 래어나 새로운 소프트 프로그램을 깔고
있는 중이라 생각한다.
새로운 단어를 하나 하나부터 따라하기를 시작 하였고
다시 주어 목적어 동사의 인세되어 있는 단문들을
정리 하기를 시작하였을 때이다.
언어 재활원의 말능재료 인 카드 읽기를 공부한
시간이다
카드에 나와있는 "젓가락' 그림을 가르키며 무엇인지를
알아 마추는 시간이 있다. 나는 목록 답 ○○이 있다.
무심을 가르 물진인가는 알겠으나 읽거나 말하기 까지
말(발음)이 안 나왔다. "젓가락' 이라는 단어를 제일이
알으면서도 가.도부터 답을 할수가 없었다.

다음 공부시간에서의 일이다
단문장을 따라하라고 제시해 주었지만 제대로 말이
없었다. 빨리 빨리 따라 할 수가 없는 것이라
"만든 경을 내일무 움직", 라도 단문은 독히 시작한다

-56-

SK academy

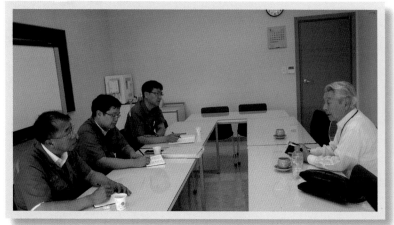

고바야시 상무와 ㈜하도의 간부사원들.

만, 처음에는 빨리빨리 따라할 수가 없었다. 예를 들면, "오늘 같은 내일은 싫다"라는 단문으로부터 시작하여 수도 없이 따라하기를 반복하였고, 아래와 같이 조금 긴 문장인 "레오나르도 다빈치는 위대한 수학자이며 화가이다"라는 문장도 처음에는 외울 수도 없는 것은 물론 따라하기도 힘들었다.

나는 매일 아침 러닝머신을 통하여 운동하면서 녹음한 내용을 녹음기에 틀어 놓고 반복연습을 계속하고 있다. 아울러 굳어진 발음도 풀어주며 말하기 연습을 한다. 일기쓰기를 통하여 주어, 목적어, 동사의 구성연습도 끊임없이 연습한다. 말하기에 이어서 문장 구성과 말귀 알아듣기도 연습한다.

기도를 하려면 사고력이 언어와 연결되어야 말도 되고 기도가 된다고 했다.

오늘 모인 일행 9명은 나의 건강이 하루 빨리 회복되기를 기원함은 물론, 이번 기회에 좋은 언어치료용 소프트 프로그램도 개발되기를 기원했다.

좋은 생각이 있어야 좋은 품질을 만들 수 있고, 좋은 생각을 갖고 있어야 일도 잘 할 수 있다. 좋은 사고력을 갖고 좋은 소프트 프로그램을 개발해 좋은 사람으로 거듭날 수 있기 때문이다.

고바야시 상무는 7월 15일 오후 8시경에 무사히 귀국하였다는 전화를 주었다. 고바야시 상무는 집에 연휴차 머물던 둘째아들 내외도 귀가하였다고 했다.

고바야시 상무는 서울 여의도에 체류하는 기간 동안 푹 쉬면서, 즐거운 시간을 가졌다고 했다.

사요나라! 다시 또 만나요!

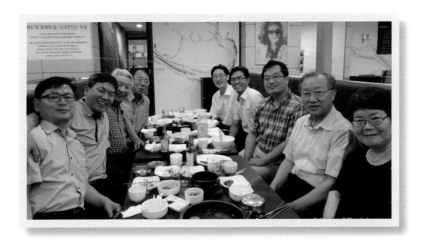

처음 혼자서 택시타기

2013년 7월 24일(수요일)

나는 입원 후 3개월이 넘도록 자동차 핸들을 놓았다. 의사선생님의 말씀에 의하면 체력이 저하되었고 집중력이 떨어져 자동차 운전을 자제하는 것이 좋겠다는 의견이었다. 내가 중간에 볼 일이 있을 때에는 아내가 자동차 핸들을 잡고 도와주고 있다.

퇴원 직후 혼자서 택시를 타고 교대역에서 남부터미널 근처 예식장에 갈 때다.

6월 8일(土)에 노블레스예식장을 찾아가기 위하여, 삼풍아파트 집을 나와 대법원 정문에서 지나가는 택시를 세워 잡았다. 택시를 타자마자 기사는 나에게 "어디까지 가세요?" 라고 물었다. 나는 묻는 말에 빨리 답을 줄 수가 없어서 당황했다. 내가 왜 갑자기 답변도 빨리 할 수 없는 멍청이가 되었을까? 운전기사의 물음에 답을 하는 대신에 어물거리다가 곧바로 직진해 달라는 신호를 손짓으로 가리켰다. 잠시 후 남부터미널역이라는 단어가 생각나서 택시 운행 중에 '남부터미널역'이라고 말을 하고 손으로 다시 가리키며 나는 멋쩍어하면서 자리를 지켰다.

이제부터 말로 위치를 설명하는 것이 걱정이다. 남부터미널역 사거리 위치는 지형적으로 알고 있지만 단어가 생각나지 않아 언어력을 구사할 수 없기 때문이다. 교대역 방향에서 남부터미널역

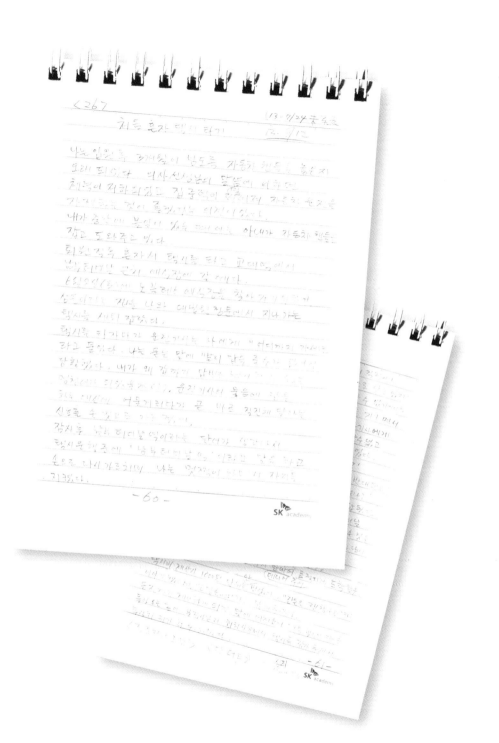

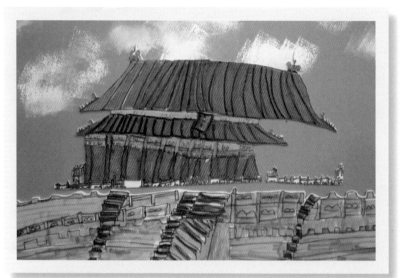

손주 승현의 작품 「북경 천안문」.

사거리를 지나면서 노블레스예식장에서 내리려고 택시기사에게 위치를 설명해 줘야 하는데 말로 표현은 할 수 없고 뭐라고 위치를 설명해야 할지 고민 중이었다.

'남부터미널역에서 내려달라고 할까?'

'남부터미널 사거리 지나서 남부터미널역 반대편으로 내려달라고 하려면 뭐라고 말을 해야 되나?'

남부터미널 사거리 신호등을 기다리며 생각에 잠겼다. 잠시 후 나는 택시가 직진신호를 받자마자 남부터미널 사거리 건너 남부터미널역 앞에서 세워 달라는 손짓을 하였다.

그런데 사거리를 지나면서 좌우의 차량이 적었고, 남부터미널역 상대편 차량이 비어 있어서 남부터미널역 반대편에 내려달라고 손짓을 했다. 택시기사가 노블레스예식장까지 안내해 주어 목적지에 도착할 수 있었다.

나는 택시비를 계산시 1,000원 단위는 거스름돈을 안 받는다. 내가 택시기사에게 "잔돈은 괜찮아요!"라고 이야기했으며, 그 기사는 "고맙습니다."라고 답해주었다. 동전까지 계산하게 되면 말에 더욱 어려움이 생기기 때문이다. 돌아오는 길은 부집사님과 허권사님께서 택시를 잡아주셔서 무사히 귀가할 수 있었다.

교대역 옆 아크로비스타아파트 앞까지는 남부터미널에서 직선으로 되어 있어서 집까지 찾는 데는 불편이 없었다.

아내는 "불편 없이 잘 다녀왔느냐?"고 물었다. 불안감으로 출발했던 혼자의 택시 여행은 잘 끝났다.

불편하게 사는 것이 습관이 되면, 불편함을 잊고 살아갈 수 있을까?

이제 일기쓰기를 그만할까요?

2013년 7월 25일 (수요일)

　박혜원 선생님은 7월 26일(금)부터 8월 4일(일)까지 여름휴가를 간다고 오늘 알려주었다.

　박선생님의 휴가 일정 동안 나는 5일 간 수업이 없게 된다. 박선생님께서는 수업이 없게 되는데 휴가기간에도 나에게 일기쓰기를 계속할 계획이냐고 물었다. 일기쓰기가 지겹지 않았느냐고도 했다.

　"이제 일기쓰기를 그만할까요?" 라고 말씀해 주셨다.

　나는 일기쓰기는 계속하겠다고 했다.

　매일매일 일기 제출을 위하여 틈틈이 준비하여 놓은 것 1개와 정리해 놓은 것 2개 등 작성중인 일기를 보여주었다. "피곤하시죠!" 라며 언어치료를 위해 고생이 많다고 격려해 주었다. 나는 언어치료를 위하여 일기를 쓰며 노력해야 함은 물론 '우리 가족은 내가 빨리 완쾌되기를 바란다'는 말 따라하기의 문장 내용처럼 빨리 완쾌하여 정상 생활을 해야 하기 때문이다.

　그동안 내가 언어치료를 하며 정리한 일기는 박선생님의 도움을 받아 책으로 만들면 어떨까 생각이 든다. 단순히 언어치료 공부를 위하여 쓴 일기였지만 재활하면서 느낀 감정을 그대로 표현한 내용을 쓴 것이다.

DATE: SEPT 01, 2013

안녕 하세요.
제 이름은 옥지현이에요
일기를 너무 잘쓰셨어요.
                    — 옥지현이

<일기쓰기>에 대한 손녀 지현의 칭찬 메모.

어린애처럼 처음부터 말을 배우면서……

외국말을 처음 배우는 원어민들처럼 어눌한 말 표현을 섞어가면서 만든 것으로 컴퓨터의 소프트를 재부팅하여 가동시킨 새로운 언어프로그램으로 태어날 것이다.

본인 이외에는 의미 없는 내용이라 할 수 있으나, 죽었다 살아난 삶이 무엇인지를 보여주고 싶고, 그동안 베풀어 준 가족과 친지들, 그리고 아시는 분들께 감사장을 보내는 기분으로 일기를 써나갔다.

특별히, 재활지도를 위해 많은 노력을 기울여 주신 박혜원 선생님과 김덕용 교수님께 감사를 드리며, 길병원 신경과의 신동훈 주치의 선생님께도 감사드린다.

나의 일기가 언어치료를 하는 데 도움이 되었으면 한다.

말귀를 알아듣기 시작하다

2013년 7월 27일(토요일)

노블레스예식장에서 6월 8일(토) 친구 아들 결혼식장에 참석했을 때였다.

나는 기대하지도 않았던 주례 말씀이었지만, 주례하시는 목사님의 말씀을 듣고 놀라움을 느꼈다. 예식장에서 주례하시는 목사님의 주례사 말씀이 귀에 들리는 것이다. 말씀도 쉽게 하셨지만, 들리는 음향도 적당히 맞았던 것 같다.

다음날인 주일날(6월 9일) 아침 설교 시간이었다. 목사님의 설교 말씀 내용이 잘 들리는지 알아보기 위해 신경쓰며 들어보기로 했다. 말씀 중간중간에 무슨 말씀을 하시고 계시는지 나에게는 완전히 의미전달이 되지 않았다. 성도들은 웃고 있었는데, 나는 어느 정도만 말씀의 내용들을 이해할 수가 있었다.

그 다음 주부터는 듣기 연습을 위해 메모하면서 듣기로 했다. 바로 그때, 목사님께서 설교 말씀하시기 전에 성가대석 내 옆에 앉아 계시던 같은 성가대원이며 의사선생님이신 정집사님께서 사탕 2개를 꺼내어 나에게 하나를 주고, 하나는 본인이 먹었다. 사탕을 입에 넣고 있으니 설탕물이 입 속에 살살 녹아 맛도 있고 잠을 깨워주어 집중력도 생기고 말씀도 더 잘 들리는 것 같았다.

사탕 1개를 빨아 먹는 시간이면 설교시간과 거의 맞았다. 정집

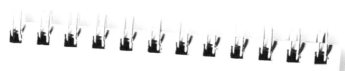

말씀처럼 달콤한
정집사님의 사탕 선물.

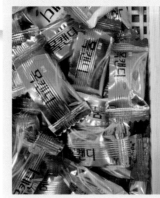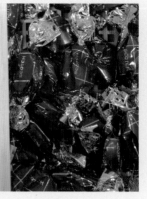

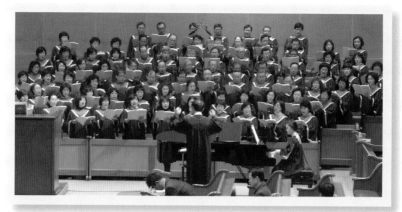

〈주님의 교회〉「호산나 성가대」에서.

사께서는 매주마다 사탕 한 개씩을 주었으며, 잊고 안 주고 있을 때는 졸라서 받아먹었다. 사탕 먹는 시간이 설교 말씀을 듣는 시간이며, 메모하며 쓰기 연습을 하는 시간이 되었다. 설교는 하나님의 음성을 듣는 시간이며, 영혼이 통하는 느낌을 받는 시간이 되었고, 은혜를 받는 시간이 되었다.

예배시간에 부르는 찬송 78장의 찬송 소리도 들린다.

– 저 높고 푸른 하늘과의 찬송을 하며

"저 높고 푸른 하늘과 수없는 빛날 별들을 지으신 이는 창조주 그 솜씨 크고 크셔라 ~ 엄숙한 침묵 속에서 뭇별이 제길 따르며 지구를 싸고 돌 때에 들리는 소리 없어도 내 마음 귀가 열리면 그 말씀 밝히 들리네~ 우리를 지어 내신이 대 주재 성부 하나님!"

– 아멘 –

매주 말씀을 빨리 듣고, 이해하며, 필기 쓰기 연습을 하는 것이 연습에 도움이 되겠다.

"해운(海雲)" 이라는 별호를 갖다

2013년 7월 27일(토요일)

친한 친구이며 해성한의원 원장이신 난다(蘭多) 신재용 선생께서 '해운(海雲)' 이라는 별호를 지어 주었다.

'호' 란 선배 또는 유명인이 지어준다고 하는데, 나는 라디오에서 연재 방송하였던 '라디오 동의보감' 프로그램을 맡아 강의하였던 유명한 친구로부터 호를 받았다.

호는 자연물, 사는 곳, 산 이름, 사람의 성 등을 고려하여 지으며, 별호를 갖고 있을 때에는 별호를 갖고 있는 분의 호를 먼저 부르고 이름과 함께 부르는 것이 예의라 한다.

난다 신재용 선생은 해운 이름을 짓게 된 동기를 설명하며 다음과 같은 글을 남겼다.

『海不揚波 雲捲天晴』

"해불양파 운권천청"이라는 말처럼, 파도 일지 않듯 편안하고 구름 걷혀 하늘 맑듯 항상 밝으소서. 일신상에 항상 편안하시며 항상 밝으시며 평소의 크신 뜻이 주님의 이름으로 파도를 잠재우며 구름을 걷어 내어 평소의 크신 뜻처럼 오대양을 항상 편케 하

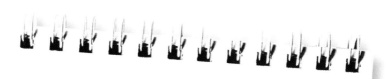

海不揚波 해불양파
뜻: 바다에 파도가 일지 않는 뜻
임금이 바르고 어진 정치를 베풀어 백성들이
편안함을 이르는 말

① 해불양파는 한시외전에 나오는 말이다.
② 바다에 파도하나 일지 않고 조용하다는 뜻으로
나라를 잘 다스려 세상이 편안하니 모두 평화로운
마음을 가졌으면 하는 마음에서 이 말을 쓰이 본다.
③ 태평성대의 동의어

雲捲天晴 운권천청
뜻: 구름이 걷히고 하늘이 맑게 갬.
(비유적으로) 말끔히 사라짐.

① 모시고 아래로는 아니되 자식을 보살기는
어린 읽기로 다 하며. 지성(至誠)이면 감진(感天)
이라 구름이 걷히고 하늘이 맑게 개며
병이나 수 도 따라지기 말끔히 사라진다.
② 구름이 걷히고 하늘이 맑게 갠다는 뜻으로
병이나 근심이 '깨끗이 없어짐'을 비유하여 이름
③ 가을하늘 에 달 같이 '높은 동의어'임. 구름이 걷히어 가지고
오랜건치 근심고 병이나 근심이 사라지거는 의미.
④ 천리비래 개질이라는 뜻.

-70-

SK academy

시며 육대주를 항상 밝게 하소서.

'해운(海雲)' 같은 귀한 삶이 되소서.

진정한 참음이란,

참을 수 있는 것을 참음이 아니라 참을 수 없는 것을 참음이라고 커피숍에서 말하면서 아픈 중에도 웃음을 잃지 않고 여유로움으로써 오히려 우리를 위로해 준 크신 마음에 느끼는 바가 너무 많아 이 글을 올립니다.

신재용, 존경의 마음으로 글을 올립니다.'

67세에 해운 이름을 갖고 살아가게 되어 감사드린다.

"해운" 이름이 탄생하게 된 배경
2013년 7월 27일(토요일)

　한울 모임이 2013년 7월 27일 저녁 6시에 역삼역 근처 미네스시 식당에서 있었다.

　저녁 모임은 문봉철 사장 부부께서 신재용 원장 부부, 하광조 사장 부부, 진유일 사장 부부, 옥평권 회장 부부를 초청한 10명의 친구모임 자리였다.

　난다 신재용 원장은 '해운'이라는 내 호를 짓게 된 배경을 설명하기 시작했다. 해운 이름을 짓게 된 내용을 설명하면서 나의 부탁으로 신원장께서 초청되어 인천 송도 라마다호텔에서 있었던 인천경영포럼조찬회 강연회의 과거 이야기를 꺼냈다.

　초청 강연 후 신원장께서는 귀가하는 길에 한국산업단지 주안공단에 있는 나의 ㈜하도 공장을 찾아주었다. 나는 나의 공장을 신원장께 난생 처음으로 보여주었다. 친구들이지만 업종이 달라서 방문할 기회가 좀처럼 없다.

　나의 공장을 견학 후 신원장의 방문 소감은 다음과 같았다.

　"자기 공장을 보여주는 거야. 공장을 보고 올라오는 중에 내가 눈물을 흘렸어. 내 친구가 이렇게 달라졌구나, 이렇게 고생하며 기업을 만들었구나, 이런 모든 것이 너무나 성공적이고 자랑스러워

<297>

"해운" 이름이 탄생하게 된 배경

화창한 토요일 2013년 9월 27일 저녁 6시에 익산을 근거지인 비네트리 음식점에서 있었다.

거북총알은 문병천 사장부득께서 신제봉안? 외 가입자 사장 진유일사장부득, 복지회회장부득로 초청한 함께 10명의 친구모임 자리 였다.

난데 신제회장은 "해운" 이름을 짓게 된 배경을 설명하시겠한다. 해운 이름을 짓게 된 배경은 - 하 먼저 나의 롤모델로 사업하신께서 초청되어 인문 음조 라디오 음파에서 있었던 인터강연방송 중 잠시 강연회의 과거 이야기를 꺼냈다. 초청강연후 신인강께 너무 귀가 하는 길에 하룻밤 식사가 주안공잔에 있는 나의 뭐라하는 공감을 갖게 주고 싶은 나는 나의 공감을 신인강께 난생처음으로 봤사주었다.

친구들이지만 입중이닿과서 반응할 기회가 좋겠었다. 나의 공감을 전한 후 신인지에 보는 행동에 말하시 갔었어,

"자기 중강을 보여주는거야. 공감을 보고 올라 오는 중에 내가 누물을 흘렸어, 내 친구가 이렇게 달라쳤구나, 이렇게 고생하며 기업을 만들었구나, 이런 모든 것이 너무도 성공적이고 자랑스러워서 고속도로로 돌아오면서 누물을 줄 흘리면서 자랑스러워 가능 말로 되었으니까!!"

카고 말슴하시며, '해운' 이름을 짓게 된 이야기를 이었다.

"나는 너무나 장한 지야, 당신은 오대양육주를 이치옆.

-67-

SK academy

서 고속도로로 돌아오면서 눈물을 흘리면서 자랑스러웠다는 말을 한 적 있어.” 라고 말을 하면서 ‘해운’ 이름을 짓게 된 이야기를 이었다.

“나는 너무나 장한 거야, 당신은 오대양 육대주를 이처럼 어려운 경기를 이겨오면서 살아왔고, 구름을 걷어내면서 하늘이 맑게 개고 파도가 일지 않는 편안한 마음을 가졌으면 좋겠다.”

신원장이 이야기를 마치기도 전에 친구 하광조가 “할렐루야~ 아멘~”을 외치며 ‘해운’의 이름을 활용하라고 했다. 나는 즉석에서 호를 지어준 것에 대하여 감사하며, 마음에 드는 이름이라고 이야기했고, 나는 “이제부터 호를 해운으로 하기로 했다. 해운 이름을 활용하여 해운장학재단부터 만들겠다”고 했다. 아울러 “새로운 이름을 지어 주어 고마워~ 그리고~ 땡큐~!” 라고 고마움을 표했다.

신원장께서는 설명의 이야기를 이어갔다.

“바다에는 파도가 너무 일지 않고 평안하게, 그저 잔잔하게, 어려움이 있어도 그저 그만큼하게, 힘든 것도 그만큼, 그러나 모든 것이 편안하게 이느 날 구름이 기치면서 대양이 다시 비추는 그런 세상을 앞으로 이겨내기 바라며, 이 글을 주는 이유는 힘든 것을 참아내는 것은 누구나 참는다. 그러나 참을 수 없는 것을 참는 것이 참으로 참는 것이다” 라고 커피숍에서 했던 이야기를 다시 한 번 더 상기시키면서, “당신이 그러면서 웃으면서 우리를 위로해 주었지. 당신이 우리들에게 엄청난 큰 힘이 되었거든. 그래서 내가 힘이 되고 보람되었다고 여러분들께 이야기하게 된 거야" 라고 하였다.

나는 '해운' 이름을 갖게 된 동기와 격려의 말씀에 감동을 받아 "영원히 기억하도록 하겠다. 고마워!" 라며 신원장께 고마움을 표시했다.

하광조는 다음과 같은 토를 달았다.

"나는 참을 수 없을 때는 못 참아가지고 문제야, 참을 때도 못 참아가지고! 속으로는 참아야 된다고 하면서도 못 참고 그래."

이때 이 이야기를 듣고 있던 하광조 아주머니께서는 나에게 "매너 옥"이라며 격려해 주었다.

신원장은 나의 참는 것에 대하여 "우리는 못 그러거든. 그런데 개는 그래" 라며 여러 친구들 앞에서 자신 있게 이야기했다.

그러면서 친구들의 목소리가 여기저기에서 들렸다.

"나는 못해."

"뜨거우면 못 참아."

신원장은 『마젤』이라는 잡지에 나의 참음에 대하여 곁들여 칼럼을 쓰면서 나의 어머님께서 주신 말씀에 대하여 고객들이 감동했다고 이야기해 주었다. 한울 모임은 내가 '해운' 이라는 이름을 가지게 되는 즐거운 시간이었고, 새삼 어머님께서 주시는 인내의 교훈이 친구들에게도 감동을 주는 시간이 되었다.

「철의 뉴스」와 이시츠카 지점장

2013년 7월 29일(월요일)

　이시츠카 지점장은 2013년 5월 20일부터 일본 철강업계의 뉴스지인 「철의 뉴스」지를 나에게 이메일로 보내주는 날이면 동경의 날씨 소식과 더불어 나의 건강을 물으며 희망을 잃지 말고 노력하며 함께 살아가자는 내용의 격려문을 보내주고 있다.

　나는 발병 후 1개월이 지나도록 알리지 않고 있다가 5월 15일이 되어서야 통보를 드렸다. 통보를 받은 후 매일 연속적으로 이시츠카 지점장은 간단히 적어서라도 이메일을 적어 보내주고 있으나 나는 아직 한 번도 회신을 못 드리고 있다.

　발병 사실은 5월 15일자로 아들인 옥부사장이 나를 대신하여 오쿠쇼지 스틸의 이시츠카 지점장께 다소 통보가 늦은 감이 있으나 투병 내용을 이메일로 보냈다.

　『옥회장은 4월 16일 뇌경색으로 2주 간 입원했고 퇴원 후 현재 몸 상태는 회복되었고 주 4회에 걸쳐 통원치료 중이며, 주 3회 정도 오전 중에 회사에 출근 중입니다. 당분간 안정을 요하는 상태이며, 산요특수제강㈜의 가네츠카 부장, 오쿠쇼지 스틸의 오쿠쇼지 사장, 전박사께 안부를 드립니다.』

라는 간단한 내용이었다.

이시츠카 지점장은 즉시 5월 16일자 이메일로 회신을 보내왔다.

『큰일이 날 뻔한 내용을 받았으나 안심입니다. 전박사께도 알리지 않았었나요? 전혀 모르고 있어 큰 실례를 범했습니다. 무엇인가 예감이 통했었나요? 일본 방문 일정에 대하여 언젠가 문의하고 싶었습니다. 우선 몸을 회복하시는 데 전념해 주세요. 옥부사장께서도 걱정을 하셨겠지만 산요특수제강을 포함하여 오쿠쇼지스틸에서도 ㈜하도의 지원에는 변화가 없습니다. 옥회장께도 잘부탁한다고 전해주세요. 연락 주어 감사드립니다.』

「철의 뉴스」를 이메일로 보내줄 때면 간단히 코멘트를 적어 이메일로 주고받은 적은 있었지만 이번처럼 길게 내용을 적어 보내준 적은 없었다.

업무는 업무, 개인의 일은 개인의 일이라는 생각을 갖고 있다. 공사를 구분하여 생활해야 한다. 나의 형편만을 기준으로 맞추어 줄 수가 없는 것이다. 공동생활을 할 때에는 전체의 밸런스를 맞추어 타인을 배려하는 정신이 우선이라 생각한다.

특수제강사업부의 일은 내가 자리에 없어도 진행할 수 있을 것이고, 나의 발병 후 당장 일본과 업무 연락을 취하지 않아도 업무에는 지장이 없기 때문에 연락을 하지 않았을 뿐이다.

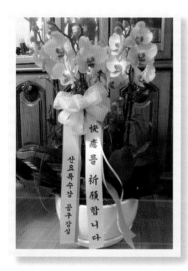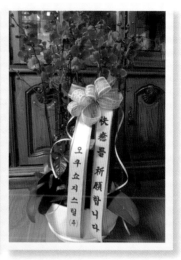

일본에서 아이들은 유치원이나 초등학교에 들어가면 가장 먼저 배우는 말이 있다.

"다닌니 메이와쿠 가케루나[他人に迷惑を掛けるな]" 즉 번역하면 "다른 사람에게 폐를 끼치지 마라"는 뜻이다. 아이들은 반복 교육을 통하여 타인에 대한 배려 같은 공동 질서를 체득한다.

나의 완쾌를 기원하는 화분을 3곳에서 보내주며 격려해 주었다.

산요특수제강㈜ 사업부장 외 일동
오쿠쇼지 스틸㈜ 오쿠쇼지 사장 외 일동
전박사

하도의 100년 계획을 꿈꾼다

2013년 8월 3일(수요일)

하도의 100년은 어떤 정신으로 살아가야 할까?

과거에 스페인에서는 아들에게 왕을 계승하는 뚜렷한 원칙이 없었다고 한다. 원칙을 기본으로 하여 주관을 갖고 추진해야 했었는데 그렇지 못했다고 한다.

이원복 교수가 지은《먼 나라 이웃나라》의 「스페인 편」을 읽어보면 책 속에서 역사적인 교훈을 준다.

'엘 시드(EL CID)'는 군주에 대한 충성, 약한 자에 대한 자비, 가족에 대한 사랑, 적에 대한 포용을 상징한다. 단결과 합심, 결집력과 정신력을 구심점으로 하는 '리콩키스타' 라는 문화를 만들기 시작했다.

국가와 회사 또는 가족이 번영하려면 문화가 있어야 한다. 에스파냐는 하나의 통일된 가치로 뭉치기 시작한 후부터 가장 큰 힘을 발휘하기 시작했다.

'UNA ESPANA' 즉, 하나의 에스파냐를 만들기 시작했다. 지리적으로 통일된 에스파냐를 만들었고 정치적으로는 하나의 왕국을 건설했다. 종교적으로는 가톨릭을 중심으로 뭉쳤고, 문화는 기독교 문화를 추구했다.

세월이 흐르면서 'ONLY ONE UNIFIED' 즉, 하나의 가치만을 추구하기 시작하였다. 사회에는 늘 부정적인 면과 긍정적인 면의 양면성이 있기 마련이다. 하나의 가치만을 추구하다 보면 아울러 서서히 거부하는 집단이 생기기 마련이고 불관용하는 집단도 늘어나게 된다. 사회에는 양면성을 가지고 다양하게 대처해야 하는데, 하나만을 추구한 나머지 결국은 쇠퇴하는 길로 가게 된다는 이야기이다. 그리하여, 다양성을 추구하는 새로운 세상에서는 'PAX ROMANA' 즉, '로마에 의한 평화의 시대'를 맞이하게 된다.

돌고 도는 것이 역사라고 한다.

좋은 문화를 추구하더라도 운영하는 사람의 기호에 따라 문화가 달라지게 된다.

(주)하도 100년 문화를 꿈꾸는 마당에 모든 하도의 구성원들과 의논하여 모두가 만족하는 하도의 평화를 만들어 보자.

장마가 수명을 다하는 소리

2013년 8월 4일(목요일)

소나기가 오다가 해가 나다가 구름이 생겼다가 머물러 섰다.

무더웠던 더위도 수명을 다하는 소리가 들린다.

사람은 유토피아에 머물고 싶어한다.

유비무환하고 영원히 머물도록 하자.

시간이 지나면 자연히 떠나는 것이 사람이다.

미련없이 떠나야 한다.

손에 가졌던 것들을 미련없이 털어 버리고, 떠날 때는 모든 것을 털어 버리고 아무것도 가진 것 없이 자연의 품으로 안겨야 한다.

그동안 일하면서 희락을 즐기며 하고 싶은 것을 다하며 세상의 끝을 모르고 살아왔던 나였다.

먹고 싶은 술은 건강만 해쳤던 것이다.

새벽에 교회 가는 길에서 만난 젊은 아가씨는 어제 즐기던 술이 덜 깼는지 아직도 길가를 헤매고 있다. 언제 술을 깨고 고향으로 돌아올까?

장마가 그치면 맑은 하늘인 중추절이 온다는데…….

숨 쉬고 사는 것에 감사드릴 뿐이다.

노래를 부르며 감사를 올릴 수 있는 것에 감사드릴 뿐이다.

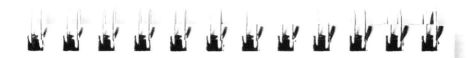

2013년 8월 4일(일)

(38P1)장마가 수명을 다하는 소리

소나기가 오다가 해가 나다가 구름이 생겼다가 머물어섰다.
무더웠던 더위도 수명을 다하는 소리가 들린다.
사람은 유토피아에 머물고 싶어한다.
유비무환하고 영원히 머물도록 하자.
시간이 지나면 자연히 떠나는 것이 사람이다.
미련없이 떠나야 한다.
손에 가졌던 것들을 미련없이 털어 버리고, 떠날 때는 모든 것을 털어 버리고
아무것도 갖인 것 없이 자연의 품으로 안겨야 한다.
그 동안 일하면서 희락을 즐기며 하고 싶은 것을 다하며 세상의 끝을 모르고 살아왔던
나였다.
먹고 싶은 술은 건강만 해쳤던 것이다.
새벽에 교회가는 길에서 만난 젊은 아가씨 어제 즐기던 술이 덜 깼는지 아직도 길가를
헤메고 있다. 언제 술을 깨고 고향으로 돌아올까?
장마가 끄치면 맑은 하늘인 중추절이 온다는데...
숨쉬고 사는 것에 감사드릴 뿐이다.
노래를 부르며 감사를 올릴 수 있는 것이 감사드릴 뿐이다.

오크벨리의 손주들

할아버지의 언어치료에 항상 걱정을 많이 하는 사람 중 하나가 손녀딸, 지현이다. 입원했을 때 손녀딸은 할아버지께 잊어버린 한국말을 가르쳐 주겠다고 약속했다.

퇴원 후 6세인 손녀딸은 그림동화 전집 중에서 글자가 조금 쓰여 있는 책 한 질을 할아버지 집에 갖고 왔다.

'곰곰이' 시리즈 12권이다.

공원을 산책한 후에는 곰곰이 책 한 권씩을 손녀를 따라 읽는 연습을 하곤 했다.

그 후 5월 9일부터는 세브란스 재활병원에 언어치료를 다니며 말이 많이 늘었다.

가족들이 오크벨리에 8월 8일부터 8월 10일 기간 중에 여름 휴가차 다녀왔다.

2일 간 매일 저녁시간은 손주들의 재롱잔치를 보며 즐거운 시간을 보냈다.

손녀는 한국말을 배울 때를 생각하며 말잇기 게임을 시작했다. 단어를 말하고 이어서 단어를 대지 못하면 지는 게임이다. 약 4개월 여 시간 동안 세브란스 재활병원에서 언어치료를 잘 받았는지

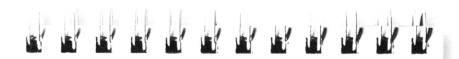

2013년 8월 9일(금)

(39P1/오크벨리의 손주들

할아버지의 언어치료에 항상 걱정을 많이 하는 것이 손녀딸이다.

입원했을 때 손녀딸은 할아버지께 잃어버린 한국말을 가르켜주겠다고 약속했다.

퇴원 후 6세인 손녀딸은 그림동화전집 중에서 글씨가 조금써여 있는 책 한 질을 할아버지 집에 갖고 왔다.

"곰곰이"씨리즈 12권이다.

공원을 산책한 후에는 곰곰이 책 한 권씩을 손녀 따라 읽는 연습을 하곤 했다.

그 후 5월9일부터는 세브란스 재활원의 언어 치료를 다니며 말이 많이 늘었다.

가족들이 오크벨리에 8월8일부터 8월10일기간 중에 여름 휴가차 다녀왔다.

2일간 매일 저녁시간은 손주들의 재롱잔치를 보며 즐거운 시간을 보냈다.

손녀는 한국말 배워 줄 때를 생각하며 말이어기 게임을 시작했다. 단어를 말하고 이어서 단어를 대지 못하면 지는 게임이다. 그 동안 4개월 세브란스 재활원에서 언어 치료를 잘 받았는지, 손녀딸과 단어 말이어가기에서 단어, 언어력은 손녀딸 정도는 따라 갈 수 있는 수준은 된 것 같다.

계속하여 한국말을 가르쳐 준다는(준다면서) 손녀딸은 (할아버지의 언어치료를 위하여 말따라하기 게임을 해주었다.

늘 잊지 않고 할아버지를 사랑하는 손녀딸의 마음에 감동일 뿐이다.

할아버지가 기가 죽지 않도록 손주들은 끊임없이 응원해 주고 있다.

"빨대 - 대나무 - 무궁화 - 화장실 - 실내 - 내복 - 복장 - 장사 - 사람 - (?)"

손녀딸도 매번 오빠에게 지지 않으려고 노력한다. 지는데는 못 참는다.

손녀딸과 할아버지의 어휘력은 계속 늘어간다.

를 점검해 볼 시간일 수도 있었다. 손녀딸과 단어의 끝말 이어가기에서 단어, 언어력은 손녀딸 정도는 따라갈 수 있는 수준은 된 것 같았다.

계속하여 한국말을 가르쳐 준다는 손녀딸은 할아버지의 언어치료를 위하여 말따라하기 게임을 해주었다. 늘 잊지 않고 할아버지를 사랑하는 손녀딸의 마음에 감동일 뿐이다.

할아버지가 기가 죽지 않도록 손주들은 끊임없이 응원해 주고 있다.

"빨대 – 대나무 – 무궁화 – 화장실 – 실내 – 내복 – 복장 – 장사 – 사람 – (?)"

손녀딸도 매번 오빠에게 지지 않으려고 노력한다. 지는 데는 못 참는다.

손녀딸과 할아버지의 어휘력은 계속 늘어간다.

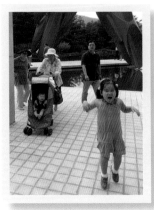 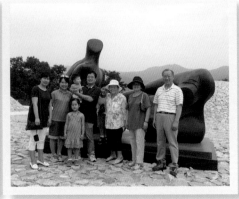

윤채엄마의 고마움

2013년 8월 10일(수요일)

우리 가족들은 내가 빨리 완쾌하기를 바란다.

8월 8일부터 10일까지 가족들과 함께 여름휴가차 오크벨리에서 즐거운 시간을 가질 수 있어서 감사드린다.

윤채의 재롱과 사랑을 담뿍 같이할 수 있어 고맙다.

윤채는 많은 시간을 나의 품에 안겨 같이 보냈다.

윤채는 아직 말은 못하지만, 헤어질 때는 떨어지기 싫어하는 아쉬운 얼굴을 하며 윤채의 엄마 품으로 돌아갔다.

동탄 윤채집 근처 순두부집에서 온 가족이 점심을 먹고 헤어지기 직전의 일이다.

윤채엄마는 점심을 산다며 순두부 식사 값을 냈다. 승현아빠가 계산을 했어야 할 돈이었다. 점심식사 비용은 얼마 안 되지만, 휴가비는 미리 승현아빠에게 나누어 주었기에 식사비를 내야 했는데 윤채엄마가 내고 말았다. 승현아빠가 빨리 눈치를 채지 못했던 것이다. 잠시 후 윤채엄마가 낸 식대는 승현아빠가 윤채엄마에게 돌려주고 다시 계산을 했다.

계산할 때, 정상적으로 음식을 사야 할 사람이 계산하는 것과 식대를 안 내도 될 사람이 돈을 냈다가 나중에 돌려받는 것은 의

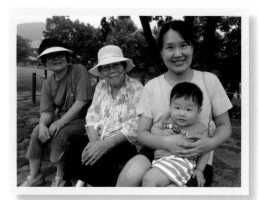
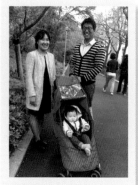

왼쪽부터 아내, 장모님, 윤채와 윤채엄마.   윤채와 함께한 딸과 사위.

미가 다르다.

돈은 윤채엄마도 얼마든지 낼 수 있다.

그러나 이번 여행은 윤채식구들이 초대 받은 여행이었을 뿐더러, 이 여행비용은 할아버지가 내는 것이니까 그 예산 안에서 쓰면 되는 것이다.

돈이 있고없고가 아니라 예정한 범위에서 쓰면 되는 것이다. 윤채엄마는 자기 집 근처 식당에서 대접하고 싶은 마음도 있었으리라 이해한다. 그러나 윤채임마가 휴가를 함께 보내며 식사비를 내는 것은 별개이다.

점심 식사비를 못 내게 하여, 윤채엄마는 한 가족이 안 된 것 같은 느낌이 들어 아쉬움을 하소연했으나, 예산 범위에서 사용하는 비용이며 누가 내고 안 내고가 아니니 이해하여 주기 바란다.

'다른 사람에게 신세진 것은 꼭 갚습니다.' 라는 말이 있다.

그러나 우리는 한 가족이다. 그런 가족애이다.

친구의 우정

진유일 사장은 8월 12일 오후 7시 12분, 늦은 시간에 내가 나의 휴대전화를 안 받으니까 아내에게 나의 집 전화번호를 물어 집으로 전화했다.

저녁식사 중에 전화해 주었는데, 집에 잠깐 들러 전해줄 것이 있어서 방문할 것이며 저녁은 먹고 왔다고 하며 집으로 찾아왔다.

더운 날이라 할머니 방에 에어컨이 켜져 있어서 손님을 맞이하는 데 다행이라 생각했다.

금년에는 에어컨을 처음 틀었다. 할머니는 한국의 전력사정을 늘 걱정한 나머지 나라의 전력난에 보탬을 드리고자 에너지 절약운동을 하시고 있다. 몸에 배어 있는 절약정신이 철저하시다. 어려운 시대를 살아오며 경제 건설에 앞장섰던 선배들의 정신이 그랬었다고 생각된다.

사진찍기를 즐기는 친구는 늘 산에 가서 풀과 꽃 사진을 찍는 것에 전문가이다.

오늘도 사진을 찍으러 따라는 나섰었는데 사진기의 필름에 해당하는 '메모리'를 갖고 갔던 것이 없어 사진 찍는 것을 포기했단다. 총은 있는데 총알을 안 갖고 가서 총의 기능을 발휘할 수 없었던 것이다.

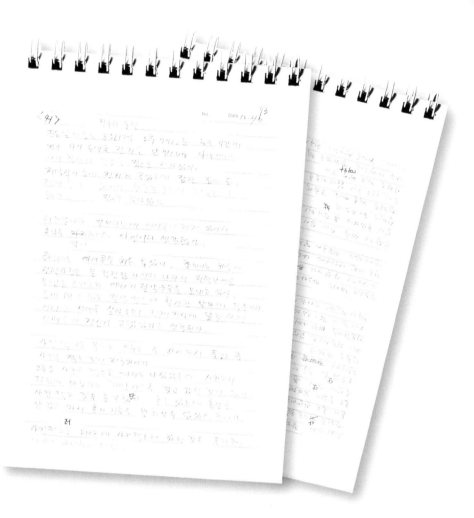

DMZ에 사진 찍으러 갔던 것은 포기하고 산삼을 구입하게 되었
다고 했다. 마침 근처에서 장뇌삼을 팔고 있는 가게가 눈에 띄어
장뇌를 사기로 했단다.

친구인 문봉철 사장은 평소에도 몸에 좋은 산삼이라면 즐겨 먹
던 친구이다. 좋은 장뇌가 있다며 진유일 사장이 소개해 주니 문
봉철 사장은 즐겁게 샀다. 문사장은 한 Box를 더 사서 돈까지 내
주었다. 친구 덕분에 진사장은 본인은 건강해서 안 먹어도 된다

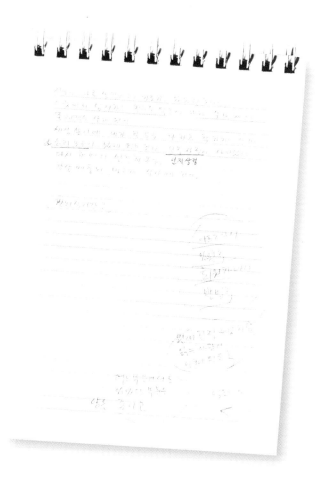

며 한 개를 더 사온 장뇌삼을 나에게 선물로 주었다.

내가 뇌경색으로 고생을 하고 있으니 장뇌삼을 먹고 빨리 회복하기를 바란 나머지 사오는 즉시 이 늦은 시간에 나의 집에 갖고 왔다.

친구의 사랑하는 고마운 마음은 영원히 잊지 못할 것 같다. 장뇌의 뿌리는 자그마하게 생겼고 이끼와 풀에 쌓여 있었으며 7뿌리가 Box 안의 물에 젖어 있었다. 건조하면 안 되니까 나무박스에 담겨 있었으며, 솜에 쌓여 있는 귀금속이 담겨 있는 보물상자를 보는 것 같았다.

인삼의 씨를 산에 심어 놓으면 장뇌삼이 되고, 장뇌삼을 심어 놓았다가 못 찾아 먹으면 산삼이 되는 것이라고 진사장이 설명을 해 주었다. 장뇌를 먹을 때는 조금씩 질근질근 씹어서 오래 씹어 물이 나오는 것이 없어지도록 먹는 것이라고 했다.

날인삼을 먹는 방법과 같다.

나는 난생 처음 장뇌삼을 먹는 행운을 얻게 되어 감사할 뿐이다. 환자를 생각하는 친구의 사랑(우정) 때문이다.

친구는 나를 생각하며 기도하고 있었던 것이다.

이웃에서 염려하는 친구들 덕분에 내가 살아 있다는 존재감을 알게 된다. 세상살이에 내가 할 일을 다하고 착하게 살면 인과응보가 있게 되는 것이 인지상정이 아니었나 다시 한 번 더 생각해 본다.

항상 베풀며 바르게 살아가야 한다.

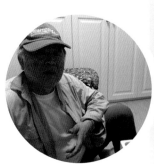

친구 진유일

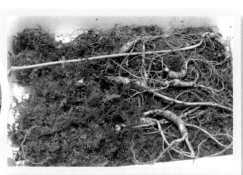

늦은 시간 한달음에 달려와 전해준 산삼.

지도자란?

2013년 8월 13일(화요일)

지도자란, 우리를 좀 더 밝은 미래로 이끌어 주는 사람이다.

그래서, 나는 리더(Leader)는 책을 많이 읽고(Reader), 깊이 생각하여(Thinkness), 새로운 길을 열어주는 사람(Trailblazer)이어야 한다고 생각한다.

교향악단의 지휘자는 청중에게 등을 돌려야 하지만, 국가의 지휘자는 국민의 눈을 들여다보며 희망을 이야기해야 한다.

정해진 미래든 만들어 갈 미래든, 그 미래가 이 암울한 현재보다 반드시 밝을 것이라는 확신을 심어 줘야 한다.

– 《자연과 문화》에서(이화여대 석좌교수 최재천) –

청빈한 삶

나는 회사에서 선물 받은 커피 한 Box를 8월 16일에 옥부사장 차에 실어주며 조회장께 전해달라고 주었다. 나는 병원에 가야 하므로 먼저 귀가하였다. 조회장은 내가 조회장께 전해달라고 맡겼던 커피를 옥부사장 편에 다시 돌려주고 귀가하였다.

이 커피 Box는 고객사인 LIG 보험에서 선물로 회장, 부회장, 관리부장께 3개를 보내왔던 것이다. 나는 그 중 한 개를 조회장께 드렸던 것이다.

매일 조회장과 공부하는 저녁시간(20:20~21:00)에 조회장은 나에게 커피를 다시 돌려보냈다고 알려주었다. 조회장은 "나라도 모범을 보여주어야 하기 때문이야!" 라고 말을 했다.

117년의 전통 있는 동화약품에서 조회장은 '청빈하게 사는 삶'이 몸에 배어 있다. 이런 청빈의 생각이 오늘날 훌륭한 회사를 일구어 놓았다고 생각한다. 조그마한 선물에서 세세한 선물 관리 규정을 배울 수 있는 시간이 되었다.

통상적으로 우리의 경우는 커피 Box를 3개 받으면 회장, 부사장, 관리부장 각각 1인에게 1개씩 나누어 주곤 했다.

동화약품에서 전통적으로 실시해 오고 있는 '고염나누기'를 통하여 하도에서도 선물 나누는 방식을 공부하기로 했다.

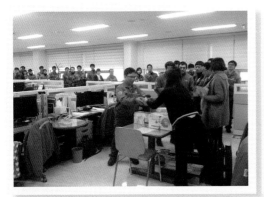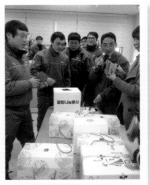

2013년 (주)하도 알밤나눔 행사.

(주)하도의 '알밤나눔 행사'는 1년에 2회 즉, 설날과 추석에 한자리에 모여 추첨한다. 추첨을 할 때는 회장, 사원, 용역인 등 모두가 참석한다. 우리는 한식구이다. 그래서 알밤나눔 행사를 통하여 모두 골고루 나누는 모임이다. 일 년 동안 접수되어 있는 선물을 회사의 박물관으로 가야 할 선물, 보관되어야 할 선물, 나누어 가질 선물 등으로 선물을 구분한다. 회장 앞으로 온 선물이지만 선물을 통하여 한식구가 되는 선물전통을 만들자. 선물 나누기에서 부족한 개수는 구입하여 충당한다.

구체적인 사항은 동화약품을 오랫동안 경영해 온 조회장께서 과거의 경험을 기준으로 '한식구가 되는 법'을 선물 나누기를 통하여 한 수 가르쳐 주기로 했다.

네덜란드 말에, 장사를 하려면 매사에 정확하고, 신속하고, 엄격해야 한다는 이야기가 있다.

신입사원과 직업

2013년 8월 18일(일요일)

인생에 공짜는 없다.

세상에 나에게 공짜 밥, 공짜로 옷을 주는 사람은 부모님밖에 없다. 사회생활을 해봐라. 눈물이 나올 것이다.

좋아하는 것이 무엇인지 고려해 봐라. 그러나 세상살이는 내가 좋아하는 것만 찾아 안주할 수는 없다. 좋아하지 않아도, 싫어해도 어떤 음식이라도 먹고 살아가려면 음식에 체질을 맞추어 살아가야 하는 것처럼, 앞으로 어떤 직업이라도 맞추며 살아가야 한다.

살다가 보면 고생이 약이라는 말처럼 어떤 고생도 고비를 넘겨야 성공할 수 있다.

고생하며 경험하는 단계는 다음과 같다.

입사 처음에 체질에 안 맞아 고생하는 단계 3개월을 거쳐 6개월 정도 되면 몸은 익숙해졌지만 알 것도 같고 모를 것 같은 업무 단계다.

1년을 넘기면 업무가 익숙해지며 시키는 업무 정도는 알겠지만 아직 익숙하기는 이른 단계다. 일에 대한 것에서부터 배우기 시작하여, 인생도 느끼기 시작하며 회의를 시작하는 단계가 된다.

3년이 넘으면서 베테랑 같은 느낌도 든다. 그러나 아직 배우는 단계다. 간혹 직업을 바꾸고 싶은 욕망이 생긴다. 승급에 관심 있다. 동료들과 차별을 느끼기 시작한다.

5년 정도는 넘겨야 업무도 보이고 사회가 보이기 시작하고 그 정도면 놓아도 스스로 처리할 수 있는 단계가 됐다고 생각한다. 그러나 직업을 바꾸고 돈 버는 곳에 한눈을 팔기 시작한다.

10년 정도는 되어야 직업에 자신도 있다. 안심이 된다.

5년에서 10년 사이에 직업을 바꾸는 시행착오를 경험하며 시간을 낭비하지 않도록 해라.

사람이 살아가는 먹거리(먹고 사는 것)는 같다.

흔히 하는 이야기로 아파트 단지의 1호집이나 2호집 모두 먹고 사는 것, 고민하고 있는 것을 알고 보면 조금 차이가 날 뿐이지 내용은 같다.

나에게 주어진 일, 직업, 환경이 숙명이라고 생각하면 어떻게 할 것인가? 먹고 살려면 할 수 없다고 생각하면 창의력이 생긴다.

시집을 가는 것도 계시해 주나요?

2013년 8월 19일(월요일)

내가 아는 어느 분 중 하나님께서 계시를 안 해주어 결혼을 못 하고 있다는 여성분이 있다.

내가 생각하기에는 종교적인 계시보다는 상식적인 배움의 문제가 아닐까 생각한다. 가정적으로 결혼을 빨리 하면 안 될 가정적인 형편, 건강 및 성격적인 문제를 먼저 살펴봐야 하지 않나 생각된다. 지난 주 설교해 주신 신성모 목사님께서는 "하나님은 사랑이시다" 라고 말씀해 주셨다.

우리가 흔히 계시와 유사한 것인 꿈의 해몽을 참고로 설명해 보고자 한다.

예를 들어, 목을 조이는 꿈을 꾸었다고 치자. 목이 조이는 꿈은 당연히 흉몽에 해당되었을 것이다. 아울러, 앞으로 조심해야 할 것이라는 싸인을 받았을 것이다. 그러나 목을 조이는 꿈을 꾸었을 때에는 이불을 덮고 잘 때 입이 이불에 눌려 숨쉬기가 답답했던 현상이 꿈속에 목을 조르는 것으로 나타났을 것이다.

그리고 양말을 벗고 잤어야 하는데 신고 잠으로 인하여 밤새 도둑이 따라오는 꿈에 잠까지 설쳤을 것이다.

그리고 추운 날 이불 밖으로 손을 내놓고 잤을 때 찬 공기는 손을 차갑게 만들어 반사적으로 눈이 내리는 꿈을 꿀 것이고 꿈속에서 펭귄이 노니는 북극도 보았을 것이다.

대부분 우리의 꿈은 평소에 마음 먹은 것들이 꿈으로 나타나고, 낮 동안 일어났던 생각·사건들이 가벼운 형태의 것으로 모티브화되어 꿈으로 나타나고 있다.

꿈은 계시의 일종이지만, 대부분의 꿈은 흔히 이야기하는 개꿈일 뿐이다. 어제 있었던 일을 생각해 봐라. 꿈의 내용을 유추해 보면 알 수 있다. 계시라고 이야기할 수 있을까?

요즈음 옳고 바른 생각을 갖고 사는 것이 중요하다.

내가 대학을 졸업하고 직장을 다니면서도 어떻게 해야 맞는 판단을 하는지 몰랐다.

그래서 3단계로 판단해 보면서 살았다.

처음에는 고등학교를 졸업한 건강한 사람이 판단한 것이면 80% 맞다고 생각하며 살았다.

두 번째는 내가 판단해 보면 옳고, 상대의 입장을 바꾸어 판단해도 옳고, 제3자에게 다시 물어보아 판단해 보아도 옳다고 생각되면 옳은 것으로 결론을 내렸다.

세 번째 단계에서, 한국 88올림픽을 한참 준비할 때이다. 노벨수상자들이 민주화 의식을 일깨워줄 때이다. 노벨 수상자들의 포럼에서 민주사회 10계명이랄가 민주적으로 사물을 판단하는 룰 10계명을 선포해 주었다.

10계명 룰에 따르면 공부해야 한다. 무식자가 상팔자이다. 고교

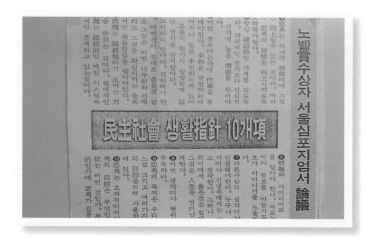

졸업한 건강한 자의 판단도 안 맞고, 너와 3자가 옳다고 해도 안 맞을 수 있다.

예를 들어, 매년 실시하는 여와 야당의 투표율이 갈라지는 것을 볼 필요가 있다. 옳은 것을 떠나서 이 사회는 의견이 다른 사람들이 사는 패거리 사회이기 때문이다. 어느 한쪽이 더 공부했더라도 옳지 않을 수 있고, 그렇지 않을 수도 있다.

현대차노동조합 투표에서와 같이 조합원이 찬성표를 던졌다 하더라도 손해를 안 보니까 이왕이면 찬성표를 던지고 본다. 조합 측에서는 조합원에게 유리한 쪽으로 표를 던질 뿐 상관도 안 한다.

옳은 생각은 당연히 누구나 갖고 있다.

단지 투표에서 유리한 쪽의 친구들을 찾아 표가 갈릴 뿐이다.

'세상은 매사 주관을 갖고 살아야 한다'

시집가는 것도 주관을 가지고 살아야 한다.

오늘의 양식 ⑤
民主社會 생활指針 10개項

① 思考는 하나의 技能이며 그것은 向上될 수 있는 것이다. 따라서 思考의 技能을 向上시키도록 노력해야 한다.

② 항상 建設的인 자세를 갖도록 하라. 파괴적인 생각보다 건설적인 생각에 높은 價値를 두어야 한다.

③ 어떤 경우이든 간에 代案을 찾아내야 한다. 事物을 관찰하는 데 있어서나 일을 추진하는 데 있어서 오로지 한 가지 방법밖에 없다는 생각을 갖지 말아라.

④ 교만하지 말아라. 겸허해야 한다. 어떤 것이 절대로 옳은 것 같아도 그것은 어떤 테두리와 전제 그리고 그것을 확신시키는 틀 속에서만 옳을 뿐임을 알아야 한다.

⑤ 眞理는 到着地라기보다는 方向을 뜻하는 것이다. 절대적인 眞理는 建設的인 게임 시스템 속에서만 존재하고 있는 것이다.

⑥ 情報와 아이디어의 상호관계를 알아야 한다. 때로는 아이디어가 정보를 이끌기도 하고, 정보가 아이디어를 도출하기도 한다.

⑦ 다른 사람의 생각이나 견해를 인정해야 한다. 누구나 자기의 생각이나 신념 속에서는 항상 옳다고 생각한다. 그러나 절대적인 의미에서 옳은 것은 절대로 없다. 그것은 人生을 벗어난 곳에만 존재한다.

⑧ 어떤 생각이나 행위의 결과를 주목하라.

⑨ 思考의 목적은 우리의 情緒와 느낌 그리고 여러 가지 價値를 善의 目的을 위해 사용하도록 하는 데 있다.

⑩ 思考는 효과적이어야 한다. 思考의 目的은 무엇인가. 優先順位는 어떤 것인가. 무엇이 實用的인가에 思考가 집중돼야 한다.

우리의 정치가 한 단계 높아지려면?

2013년 8월 20일(화요일)

　우리는 타협할 줄 모르고, 용서할 줄 모르고, 상대를 수용하기를 꺼린다.

　먹고 살기가 힘들어서 그런가?

　도처에 부정과 비리가 그치지 않고, 서로 더 못 먹어서 안달이 난 사람, 남의 고통과 불행에 눈감는 사람들로 널려 있다. '과거를 잊은 민족에게는 미래가 없다.'고 한다. '과거에 함몰된 민족에게도 미래는 없다.'고 한다. 과거의 좋은 것과 나쁜 것을 잘 헤아려서 온고지신(溫故知新)하며 살아야 하는데 그렇지 못하다. 우리는 경고음을 무시한 지 오래되었다. 과거를 잊고 살자는 것이 아니다. 우리는 지금 민주국민의 질서를 깨고 있다. 엊그제 국회의 국정조사장은 야당의 씨 움터 같았다. 정말 창피하고 부끄러웠다.

　경청을 잘 해야 한다.

　"그렇지요! 맞아요! 저도 그렇게 생각해요. 네, 알고 있어요!" 이런 말이 계속 나와야 한다. 그런데 우리는 미래지향적인 의견을 제시하거나 대안을 내는 데에도 익숙하지가 않다. 상대편에서 말하는 내용을 잘 들어줄 줄 알아야 서로 화합도 잘 될 터인데 그렇지도 않아서 늘 걱정이다. 남의 말에 트집이나 말꼬리 잡기에만 여념이 없다는 것은 처음부터 들으려고 하는 마음준비가 되어 있지 않다는 증거다. 결국 경청을 소홀히 하다 보니 상대의 마음을 사로잡지 못하고 있다. 사회에 분란만 자꾸 늘어간다. 그러함에도 불구하고 잘 들어주는 것이 제일이 아닐까 생각한다.

  경청이란 귀 기울여 듣는다는 것이다. 귀를 기울여 듣는다는 것은 침묵을 익힌다는 말이다.
  자신만의 언어를 갖지 못하고 남의 말만 열심히 흉내를 내어서는 안 된다는 것은 우주의 중심은 '나' 라는 것을 인식해야 한다는 것이다. 우리는 더불어 사는 사회이다. 잘 경청하며 살아야 한다. 언어의 전달은 꼭 말로 표현하지 않더라도 눈빛만 보아도 통할 수 있다. 남의 말을 새겨가며 잘 듣다 보면 서로를 이해해 주는 사회가 된다.

  「메라비안 법칙」에 의하면 전달하고자 할 때 언어(말)로 전달되는 것이 7%이며, 목소리(톤, 음색)로 전달되는 것이 38%이며, 비언어(행동, 눈빛, 표정)로 전달되는 것이 55%가 된다고 한다.
  경청을 잘 하려면 내 마음을 비우고 상대에게 마음을 집중해야 된다고 한다. 타협하고, 용서하고, 상대를 잘 수용하려면 무엇보다 경청을 잘 해야 한다.

하나님이 함께 해준다

2013년 8월 22일 (목요일)

서울경금속(주)의 이회장은 나에게 하나님이 함께 해주어 안심했다고 하셨다. 병치레하느라 고생했다고 말씀하시면서 여유롭게 살자고 말씀해 주셨다.

건강하게 칭찬을 많이 하며 용기와 힘을 주며 살자. 태어날 때부터 손에 쥔 것 없이 살았으며 앞으로도 손에 쥔 것이 없이 살아가겠지만 주신 것도 모두 하나님이다.

이회장은 일을 할 때 누구에게 무엇을 먼저 칭찬을 해줘야 할지를 생각한다고 하셨다. 서산공장과 당진공장을 처음 시작할 때의 이야기를 하셨다.

"사업이 안 될 때에는 잠이 잘 왔다.
사업이 잘 될 때에는 오히려 잠이 안 왔다.
사업이 잘 되어 직원들에게 돈을 나누어 주고, 보너스를 주는 생각에 잠이 잘 오지 않았다."

이회장은 나에게 사업의 동반자로 하나가 되고자 결정했으면 끝까지 같이해야 한다고 했다. 또한 나에게 아프더라도 알려주고 계속 같이 갈 수 있는 사람이 되어야 한다고 하셨다.

이회장은 사람의 도리를 다하면 주변의 도움으로 사업이 성공할 수밖에 없다고 말씀해 주셨다.

"어느 누구에게도 손해를 끼친 것이 없다. 상가집, 축하할 곳 등 놓치지 않고 무진장 찾아 다녔다. 전해드릴 시간이 없으면 전화라도 통화하여 인사드렸다. 그동안 도와주신 분들은 내가 성장하는데 반대하는 사람도 없었고, 그동안 폐를 끼쳐 드린 분들도 아니고, 도움만 주었던 분들이어서 모두 나의 편에 서서 많은 분들이 도와주어 사업이 잘 되었다."

건강하게 살자.
여유롭게 살자.

이제 무대공인은 끝났어요

2013년 8월 24일(토요일)

어제 이발소에서 있었던 일이다.

이발소 아주머니가 "가발은 이제 안 쓰세요?" 라고 묻길래

"이제부터 가발 벗고 맨머리로 살아요." 라고 답했다.

이제 무대공연은 끝났다.

머리칼이 빠지면서 가발을 쓰고 사업을 한 지도 대략 5년은 넘은 것 같다.

4월 16일, 발병 후부터 가발을 벗고 회사에 나가기 시작했다. 어차피 옥부사장이 회사에서 자리를 지켜주고 있으니까 이번 기회에 제대로 자리를 잡을 수 있도록 지원해 줄 예정이다.

가발을 쓰고 젊은 척하고 일해 봐야 득이 안 될 것이다.

제2막으로 사라질 것이다.

언어치료의 박혜원 선생님께 말씀드릴 예정이다.

하나의 예술 작품을 끝내듯이 일기 작업도 끝낼 것이다.

그리고 그동안 쓴 일기를 정리하여 작업집을 낼 것이다.

내가 만든 일기가 교훈이 될 수 있을까?

건강관리에 도움이 될 수 있을까?

글을 보는 사람들이 수명을 연장하는 데 얼마나 도움이 될 수 있을까?

지금부터의 공연은 감사하는 데, 베푸는 데, 사랑하는 데, 화목에 시간을 보낼 것이다.

이제부터는 가발 쓴 공연은 끝났고 당분간 말을 다시 배우며 원어민 말투로 새 무대에서 살아갈 것이다.

죽음을 담보로 하여 다시 경험하기 힘든 좋은 경험을 했다.

새로운 삶을 살아가는 힘든 경험을 했다.

우주가 돌아가는 데 우주의 한 부분에서 우리는 맡은 일을 할 뿐이다. 이 우주에서 보면 우리는 하나의 먼지일 뿐(45. 시편 103편)이다.

나는 이 세상에서 제일 축복받은 사람이다.

조건 없이 조그만 나눔을 나누었을 때, 가난한 이웃을 위해 실천했을 때 깨닫기 시작했다.

감사와 사랑

나는 감사와 사랑을 많이 받은 것에 대하여 이번 기회에 새삼 느꼈다.

나와 함께 보낸 분들과의 시간에 감사드린다.

운명을 같이할 수 있게 된 것을 다시 한 번 더 감사드린다.

태어났을 때 아무것도 가진 것 없이 시작했던 것을 새삼 느끼며 모든 것 원 없이 주고 가자.

건강을 지켜주신 것에 감사드리며, 살아 있는 동안 갖고 있는 달란트를 살려서, 더불어 함께 사는 사회에서 봉사하며 베풀며 살자.

의사 선생님, 재활병원 언어지도 박선생님, 가족, 특별히 손주들, 사원, 아껴주는 친구, 고객분들, 관계사 여러분께 감사드린다.

앞으로 건강하게 살 것이며, 여유 있는 시간을 계획하며 살자.

다시 달려보지 못했을 길

2013년 8월 27일(화요일)

오래간만에 올림픽대로가 한강과 어우러져 새로운 길로 보인다. 지난 4월에 죽었으면 다시 달려보지 못했을 뻔한 길이다.

올림픽대로를 달리며 한강 위의 배와 서부이촌동 아파트 단지를 조용히 본다.

올림픽대로→한강→서부이촌동→한강철교→수리중인 교각→여의도 샛강 숲→경인고속도로→수양버들나무가 있는 가좌IC.

변화 없는 길을 달려간다. 와봤던 추억의 도로, 잊혀졌던 새로운 길. 다시 태어났으니 다시 보게 된 길, 나만 없지 그 도로 그 차량 모두 그 자리네~.

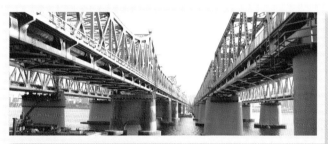

올림픽대로에서 본 한강.

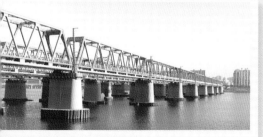

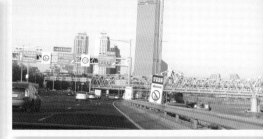

소회장과 함께 하는 시간

2013년 8월 29일(목요일)

나는 매일 한 시간씩 조회장과 함께 신문을 읽고, (주)하도에서 새로 만든 회사 규정집을 공부하는 시간을 갖는다.

매일 신문을 읽기 전에 우선 두뇌 훈련을 위하여 숫자 따라하기, 숫자 더하기, 숫자 빼기를 각 5개 정도씩 한다.

숫자 따라하기는 여섯 자리 숫자 따라하기를 하는데, 처음보다는 양호해졌고 할수록 정확히 맞추는 개수도 늘어났다.

숫자 따라하기, 더하기, 빼기를 하기에 걸리는 시간이 8월 15일에는 12분 정도 걸렸었지만 8월 29일 현재는 약 5~6분 정도 걸렸다고 조회장은 이야기해 주었다.

나는 매일 조회장을 따라 공부하고 있지만 나에게 공부를 시키

4일차	5976	4987	78296	76+59	73-29	6X9	9X4	36297
	7848	5269	69878	69+78	82-48	9X7	8X6	43576
	6239	6296	43297	56+69	93-39	7X7	6X6	29648
	5374	2487	93769	78+68	72-48	7X8	7X3	93678
	6386	9238	87294	79+57	63-19	8X8	9X2	87946
5일차	4296	8649	69786	78+49	72-49	7X7	5X8	38726
	7387	9368	29457	96+48	84-57	7X8	6X8	47369
	2943	8469	38694	98+57	95-69	8X9	7X4	57274
	4878	29367	48769	69+48	72-38	9X9	4X8	69357
	5476	2936	54396	78+96	84-29	9X4	5X9	78286

숫자 따라하기.

기 위해 시간을 내어 주는 성의에 감사드릴 뿐이다.

　조회장은 내가 따라하기를 잘 했을 때마다 "잘 했어요!"라며 칭찬도 해주었다.

　조회장과 공부하는 시간과는 별개로, 하루에 4~5개의 문장을 주면 한 문장 당 10번 내지 20번씩 반복적으로 말 따라하기를 통하여 외우고 있다.

　나는 언어치료를 위하여 죽기 살기로 열심히 따라하기를 하지 않으면 안 된다.

　나의 치료를 위하여 시간을 내어 주어 신문 사설 등 읽기 공부를 시키는 조회장께 감사드린다.

　조회장께서는 내가 빨리 회복되기를 위하여 오늘도 노력해 주신다고 했다.

　아울러, 조회장도 나의 덕분에 신문도 매일 읽을 수 있어서 감사하다고 말해주었다.

　조회장! 감사해요.

무심(無心)의 예술

어느 도예가의 말씀처럼 '무심(無心)'이 예술이라고 말한다.

도예가는 잘 만들겠다는 욕심을 버리고 오로지 작품에 대한 경건함으로 작업에 몰두한다고 했다.

우리는 교반 분야에서 해외에 우리의 기술을 알리는 데 일조하고 있다. 교반기를 만드는 작업이 예술작업을 하듯이 무심의 예술에서 경건한 마음으로 교반기를 만들고 있다.

결과물에 대한 세상의 평가에 너무 연연하지 말고 오직 작품 자체에만 매달리는 전문가 정신이 중요하다.

좋은 교반기를 만들려면 좋은 사람이 따라와야 하겠고, R&D를 거쳐 창조된 상품을 기술, 설계를 걸쳐 좋은 소재를 선정하여 조립한 후, 마지막 단계에서 시운전한 결과 만족해야 한다.

꾸준한 노력으로 좋은 상품으로 거듭나야 한다.

인생도 마찬가지인 것 같다.

좋은 사람이 되려면 이것저것 모든 고생의 고비를 거쳐야 하고 어려움을 다 겪어야 한다.

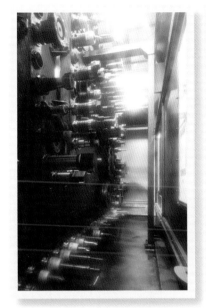
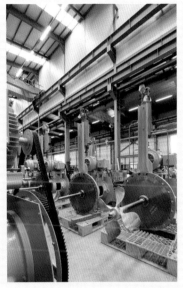

　그의 말처럼, "명품 예술작품은 그냥 만들어지는 것이 아니고 장인이라는 호칭을 거쳐야 얻어지는 것이다." 이와 같이 교반기술도 끊임없는 연구개발을 통하어 다년간의 연륜을 쌓아야 훌륭한 기술자인 교반기 장인이 만들어지는 것이다.

　오늘 하는 일이 잘 풀리지 않는다고 힘들고 주저앉아 있던 나에게 그의 말을 가만히 들려주고 싶다.

　"힘내세요……"

집시 여인과 플라멩고 춤

2013년 9월 24일(화요일)

    스페인 여행 여섯째 날 세비야(Seville)에서 플라멩고 춤을 보며
감상문을 적어본다.

〈플라멩고 춤을 보며〉

플라멩고 춤을 추는 여인,

자세히 얼굴을 보면 경건한 자세,

한편으로 보면 명상하는 자세

꿈을 꾸고 있는 자세

희망을 심어주고

비전을 제시해 주고 있는 자세

그리고 다음의 무용수에게

메시지를 전달해 주고자 하는 자세

메시지는 천천히

조용히 걸으면서

온 정성을 다하여 부지런히 움직이며

빠르게 움직이며

힘있게 외치면서

그리고 남녀가 힘을 합하여

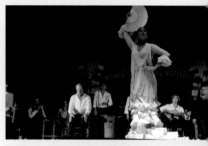

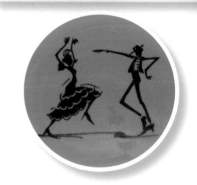

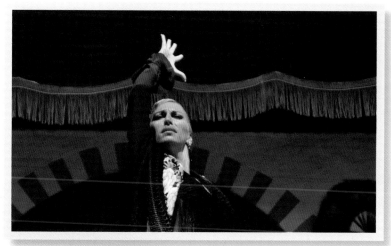
스페인 세비야에서의 플라멩고 공연 관람.

어깨를 나란히 하고 함께 걸어간다.
플라멩고를 추며 흠뻑 땀방울에 젖은 여인의 얼굴을 보며
오늘도 신비에 싸여
경건함에 젖어 몰입해 본다.

플라멩고(Flamenco) 춤은 언제부터 생겼으며 어떤 메시지를 전달하고자 하는 춤일까?

플라멩고 춤은 댄서들의 화려한 복장이나 격렬한 몸짓을 보면서 이 춤이 화려하고 즐거운 춤인 듯 착각하게 되는데, 슬프고 처연한 내용의 춤이라고 한다. 박해 받으며 은둔생활을 하던 스페인 안달루시아 지역 여인들이 쏟은 사랑과 열정을 격렬한 춤으로 표현하면서 이 춤이 되었다고 한다.

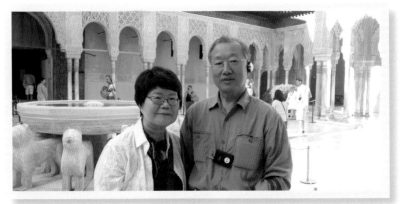
스페인의 그라나다의 알함브라 궁전에서 아내와 함께

플라멩고 춤의 역사는 15세기경 스페인 남부 안달루시아 지방에 정착한 집시들이 그들의 삶의 애환을 담아낸 것으로 이 춤이 전세계적으로 널리 알려지게 만든 사람은 카르멘이라는 무용수라고 한다. 집시들은 그들만의 독특한 음악을 만들어 냈는데, 일상 속에서 삶의 소리를 담아 만든 노래들이 화려하고 즉흥적이며 기교적 성향을 가지면서도 스페인이 가지고 있는 역사와 같이 아랍문화, 가톨릭과 유대문화 등이 융합되어 만들어져 안달루시아 지방에 자리를 잡았다고 한다.

스페인 하면 플라멩고 춤과 투우, 올리브 오일이 생각날 정도로 스페인을 대표하는 관광문화상품이다.

> ### 참고
>
> - Flamenco의 뜻은?
>   루마니아어로 농부의 의미를 표시하는 Flag와 배신자를 의미하는 Menoco의 합성어 즉 Flamenco를 뜻한다.
> - Flamenco의 의미는?
>   '바람과 같이 왔다가 바람과 같이 사라지는 사람'

여행은 나의 건강을 챙겨주었고
다시 꿈을 꾸게 해주었다

2013년 9월 25일(수요일)

스페인 여행 출발 2개월 전에 길병원 신경과 신동훈 교수님과 면담하는 날, 나는 해외여행을 해도 가능하겠냐고 물었다. 신교수님은 발병한 지 5개월이 되는 달이라…… 잠시 생각하시더니 여행을 해도 괜찮다고 말씀해 주셨다. 그 후 출발 1개월 전에 다시 길병원을 찾아 신교수님을 방문했을 때에는 잘 다녀오라고 이야기해 주셨다.

여행 한 달 전에 친구들과 만나 사전 미팅을 가졌다. 친구들은 불안한 마음으로 내가 여행이 가능한지에 대하여 물었다. 나는 충분히 해외여행을 해도 좋다고 의사선생님으로부터 승인 받았다고 말했다. 나의 건강 상태를 듣고 최종 결정하기 위한 모임자리였다.

2013년 9월 2일~11일까지의 일정으로 드디어 여행은 시작되었다. 도심공항터미널에 먼저 도착한 친구들은 출국 수속을 마치고 대기하고 있었다. 수속을 마친 우리들은 근처 음식점으로 갔다. 우리들은 양구이집인 양미옥(良味屋)에서 저녁식사를 하는 것으로 여행 일정은 시작되었다. 나도 여행을 같이 할 수 있어서 즐거웠지만 친구들도 흥분되어 있었다. 봉철이는 내가 같이 여행가

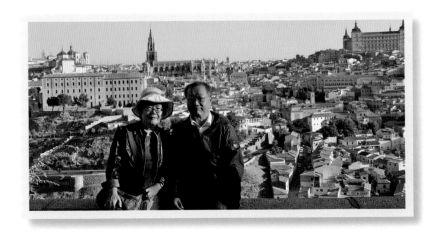

게 된 것이 다행이라는 눈치다. 그러면서 하는 말이 발병 후 사용하지 않았던 나의 가발에 대하여 코멘트했다. "가발 벗고 제일 잘된 건 너뿐이야. 멋져! 온화하고 중후하고 멋지게 예뻐진 것은 너뿐이야!" 라고 친구들이 이구동성으로 야단들이다. 식사하는 도중에 봉철이는 삼성동 코엑스 근처에 있는 '곰바우'식당의 성공담을 들려주었다. 인사성 하나로 코엑스 근처 식당가의 땅을 다 산 비결에 대한 이야기였다. "그 사장은 인사성 하나는 끝내줘." 라고 하면서 인사를 잘 하니까 손님도 몰려들고 장사도 잘 되어 돈을 많이 벌게 되었다고 한다.

건강의 이유로 나를 포함해서 친구들 중 반은 비즈니스석을 탔다. 우리들의 여행 일정은 다음과 같았다.

(마드리드 – 세고비아 – 바르셀로나 – 몬세라트 – 그라나다 – 미하스 – 말라가 – 론다 – 세비야 – 코르도바 – 꼰수메그라

- 톨레드 - 마드리드)

우리들은 마드리드 공항에서 출국수속을 마치자마자 세고비아로 이동하여 처음 여행지인 알카사르로 향했다. 알카사르는 이사벨 여왕의 본거지였다. 디즈니랜드는 알카사르 성을 모델로 하여 건설되었다고 한다. 바르셀로나 시에 있는 가우디의 성가족 성당과 산속에 위치하고 있는 몬세라트의 수도원은 감동적이었다.

하룻밤 자고 난 후 친구들은 내 얼굴을 보며 괜찮냐고 물었다. 나는 희망을 다시 찾았다고 했다. 이제는 다 나았다고 했다. 모두들 걱정해 주어 감사하다고 했다.

꿈의 나라 스페인에서의 여행은 계속되었다. 이사벨 여왕 때 번창한 이야기, 카를 5세의 '플러스 울트라(Plus Ultra)정신'이야기, 콜롬버스의 아메리카 발견 이야기, 세르반테스의 돈키호테 이야기, 마지막으로 스페인이 아랍국가 소유였던 그라나다를 항복시

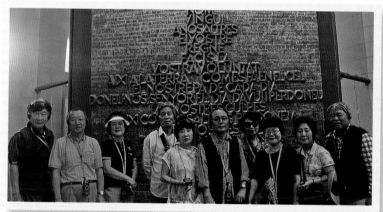

스페인 바르셀로나 성가족성당.

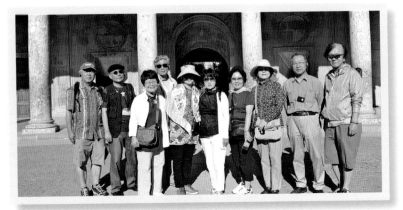
스페인 그라나다 알함브라 궁전 앞에서 한울 모임 회원들과.

킨 이야기, 그리고 끝없이 펼쳐져 있는 올리브 농장의 나라, 19C
에 전략적으로 포도를 재배하여 성공시킨 포도주의 나라 등 오늘
의 스페인이 있기까지의 역사를 공부하며 다녔다.

파란 하늘과 깨끗하고 신선한 공기, 따가운 햇볕과 초록빛 들판
은 내 몸과 마음을 건강하게 회복시켜 주었다. 유럽 경제가 당분
간 어렵겠지만, 스페인은 꿈이 있는 나라이다. 연 6,000만 명의 관
광객이 찾아오는 깨끗하게 보존되어 있는 나라, 그리고 계속 꿈을
키우고 있는 나라이다.

나의 건강에 꿈을 싣고, 회사에 꿈을 싣고, 사회에 꿈을 싣고,
계속 희망을 안겨다 주는 나의 생활이 되었으면 한다. 다시 한 번
여행하고 싶은 멋지고 유서 깊은 친구들과의 즐거운 스페인여행
이었다.

절망에서 희망으로
2013년 9월 29일(일요일)

길병원에 입원 후 즉시 의사선생님께서는 나의 아내에게 나의 머리 부분을 촬영한 MRI 사진을 보여주셨다. 머리의 왼쪽 부분은 하얀 눈으로 덮여 있었다.

아내는 입원실에 누워 있는 나의 발가락을 살며시 간질여 보았다고 한다. 아내는 내가 움직이는 반응이 있는 것으로 보아 내가 아직 살아 있구나 하고 생각했다고 한다. 아내는 나에게 말을 붙여 보았으나 나는 아직 말은 알아듣지 못하고 있는 상태였다고 한다.

나의 건강을 100% 회복시켜 놓고 말겠다는 아내의 다짐이 있었기에 하나님이 소원을 들어주었다.

소회장과 부집사가 나의 아내와 나눈 대화 내용을 기억할 수 없었지만 아내는 나의 건강을 회복시켜 놓고 말 것이라고 이야기 했다고 한다.

"이분이 왜 이렇게 누워 있나?"

아내는 나의 침대 옆에 앉아 중얼거렸다고 한다.

"아무도 모르고 있는 당신의 모습을 생각해 보면 살아서 활동할 사람인데 왜 이렇게 누워 있어야 하나? 실감이 안 나네!" 라고도 했다.

아내는 나의 병간호를 하는 데까지 해서 다시 살려보도록 노력해 보자고 생각하며 열심히 간호를 했다.

오늘 내가 다시 건강하게 된 것은 가족들의 따뜻한 보살핌이 있었기 때문에 가능했다.

가족들의 끊임없는 지원 덕분에 오늘까지 왔다.

아내, 아들, 며느리, 손자, 손녀, 사위, 딸에게 감사한다.

여하튼, 5.5개월 전을 생각해 보면 재기하는 데에는 막막했다. 그러나 다시 일어날 수 있었다.

아울러, 회사의 가족들도 나와 함께 동고동락하며 열심히 회사를 지켜주었다. 내가 아파 누워 있는 동안, 언어치료 하는 동안에 가슴 아프게 위로해 주었다.

일부의 직원은 과감히 이탈했다. 기회를 보고 있다가 내 곁을 떠난 직원도 있다.

나는 지난 봄의 사고로 잃었던 건강을 다시 찾았는데 그것도 모르고 새 삶으로 간 직원이 있다.

산업용교반기로 36년 동안 한 우물을 파면서 고객들에게 사랑을 받기 위해 노력했고, 품질을 우선하는 정책으로 열심히 일했다.

100년 정신으로, 좋은 품질·좋은 생각으로, 정직·진실·성실을 모토로 하여 회사 가족들의 사회 보장과 지위 향상을 위해 나는

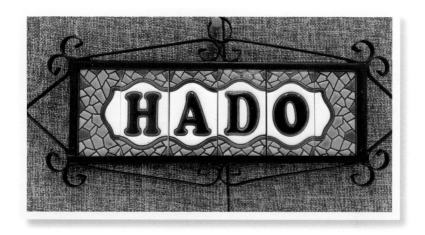

노력하고 있다.

'애벌레가 다시 나비로 태어났다'는 말처럼 ㈜하도를 산업용교반기의 세계적인 메카로 승화시킬 것이다.

회사의 구성원들에게 감사하며 산업용교반기의 비전을 공유하며 세계화를 위하여 꾸준히 매진하자.

죽음과 절망을 이기고 다시 태어났다. 가족에게 감사드린다.

한 대목의 일기를 쓸 때마다 언어치료 훈련을 위한 공부였으며, 두뇌 훈련을 위하여 열심히 썼다. 내가 밤늦게까지 일기를 쓰느라 끙끙거리고 있을 때면 어느새 아내는 나의 건강을 해친다며 "어서 빨리 주무세요." 라고 이야기하고는 했다.

일기는 매번 한 컷을 쓸 때마다 평균 7시간이 걸렸다.

제목을 선정하고, 요약한 후, 말이 되도록 글쓰기 작업 그리고 수정 작업을 한 후에 제출할 노트에 정리했다.

박혜원 선생께서는 자주 과제로 주시지는 않았지만, 제출한 일기를 다시 수정해 오라고 지시하는 날에는 '나는 죽었어.' 라며 속으로 외쳤다. 그러나 3시간 정도 수정을 하면서 주어, 목적어와 동사를 생각하며 다시 쓰기공부를 할 기회를 주신 것에 감사했다.

'나에게 뇌경색이 없었다면 삶이 얼마나 밋밋했을까' 라는 생각도 해 본다. 5.5개월 동안 박선생을 통하여 언어치료를 하면서 한국어의 표현법을 희미하게 알 것도 같다.

이런 장애가 없었다면 박선생을 만날 기회도 없었을 뿐더러 이만큼 열심히 했을까 하는 생각도 든다.

한밤이 늦도록 책상에 앉아 글쓰기를 열심히 했다.

그 결과, 언어치료 공부를 하면서 쓴 일기의 조각들을 모아 조그마한 책으로 발간하게 되었다. 나의 치료를 위해 정성을 다하여 보살펴 주셨으며 격려의 말씀도 아낌없이 보내주신 박선생님께 감사의 말씀을 드린다.

그 과정에서 나의 삶은 더욱 풍성해졌다. 실패는 성공의 어머니라는 이야기가 있다. 아픔과 고통을 통한 실패의 경험을 살려 지혜롭게 살아가다 보면 성공의 길을 찾아갈 수 있다고 생각한다.

여러분, 희망을 가지세요.

나의 영원한 집, '유토피아 추모공원'에서

2013년 9월 29일(일요일)

나는 우리 가족과 후손들을 위해 일죽에 있는 '유토피아 추모공원'에 영원한 거처를 장만했다. 〈주님의 교회〉는 2013년 5월에 교회공동묘지로 '유토피아 추모공원'과 계약했다. 유토피아 추모공원은 나의 부모님을 모시고 있는 우성공원 바로 옆에 위치하고 있다. 우성공원은 큰형님이 부모님을 모시기 위해 장만한 공동묘지로 현재는 부모님이 계신다. 형님이 준비해 놓으신 우성공원 가까이에 이번에 내가 계약한 유토피아 추모공원이 있어서 기쁘다.

우리 부부와 아들은 평소에 수목장을 원하시던 90세의 장모님을 모시고 갔다. 주님의 교회에서 새로 계약한 유토피아 추모공원의 분양 설명을 듣기 위함이었다. 유토피아는 일반적으로 매장하는 공원묘지가 아니라 화

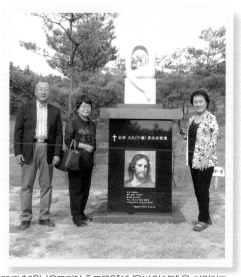

2013년 9월, '유토피아 추모공원'에 〈옥씨안치단〉을 마련하고. 왼쪽부터 필자, 아내, 작은형수.

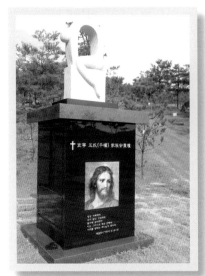
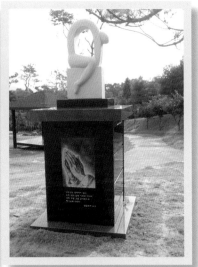

'유토피아 추모공원'의 〈옥씨안치단〉정면.　　　'유토피아 추모공원'의 〈옥씨안치단〉 뒷면.

장하여 유골을 모시거나, 수목장이 준비되어 있는 공원묘지이다.
나는 이번 기회에 우리 가족이 대대손손 함께 머물 수 있는 독립
된 영원한 거처를 계약했다. 유토피아에 마련된 자연안치단은 내
가 사용한 후에도 후손들이 사용할 수 있는 집이다. 누구에게나
한 번은 찾아오는 영원한 이별을 위해 준비한 공동묘지다. 장모님
도 수목장보다는 이 자연안치단이 훨씬 마음에 든다고 하시면서
우리 모두가 극구 말렸는데도 불구하고 전액을 즉석에서 기부하
셨다. 그래야 편안하시다고 하셔서 우리는 양보했다.

　　우리 가족의 영원한 집은 '옥씨(평권) 안치단'으로 명명했다.
　　어깨 높이의 직육면체 석단은 검정색 대리석으로 되어 있으며,

안치단의 윗부분은 허리 굽혀 기도하는 모습의 조각상을 올려놓기로 했다. 안치단의 정면에는 예수님의 그림을, 뒷면에는 손을 모아 기도하는 그림을 새겨 넣게 했다. 좌측과 우측 면에는 각각 3층의 서랍이 있으며, 한 층당 부부 유골함을 보관하게 되어 있다.

그리고, 예수님 그림의 아래 부분에는 우리집의 가훈을 새기기로 했다.

'항상 기뻐하라. 쉬지 말고 기도하라. 범사에 감사하라. 이는 그리스도 예수 안에서 너희를 향하신 하나님의 뜻이니라.'(데살로니가 전서 5장 16-18절)

또, 기도하는 손 그림의 아래쪽에는 다음의 성경말씀을 기록하게 했다.

'낙심하지 말고 꾸준히 선을 행합시다. 꾸준히 계속하노라면 거둘 때가 올 것입니다.' (갈라디아 6장 9절)

내가 자주 자식들에게 해 주는 말이 있다.

"인생은 공짜가 없다."

"내일은 오늘보다 나으리라. 기다리며 살아라."

"내가 있음으로 해서 세상이 조금이라도 행복해졌으면……."

언제나 알아질까?

2013년 10월 19일(토요일)

몇 년 만에 미국에서 둘째형수가 서울에 방문차 왔다. 2주간 휴가 내어 오래간만에 방문한 한국이라 제주도를 비롯하여 남한의 몇 곳을 관광할 목적이었다. 2차로 나누어 짜여진 여행 중에 1차 여행을 마치고 서울에서 가족들과 만났을 때였다.

아내는 그동안 내가 병으로 초창기 때부터 고생했던 이야기를 둘째형수에게 들려주었다. 그 당시 나의 언어 능력 상황을 간략하게 설명하면 다음과 같다.

길병원에 처음 입원했을 때에 있었던 일이었단다.

의사선생님은 나에게 "이름이 뭐예요?", "오른손 또는 왼손을 가리켜 보세요?", "여기가 어디예요?" 라는 등등의 질문을 했지만, 언어 기능을 모두 잃어버린 나는 아무 말도 할 줄을 몰랐다. 그저 의사선생님이 물어볼 때마다 질문의 내용과는 상관없이 "열심히 일만 하다가 왔다."며 중얼거렸단다. 그리고 아내가 가끔 "애국가를 불러보세요." 라고 하든가 "송아지 노래를 불러보세요." 라고도 물었지만, 내가 가사를 외워 부를 수 있는 노래는 아무것도 없었다. 퇴원하는 날까지도 무슨 질문을 하는지 뜻을 몰라 아무 대답도 못했다. 의사선생님은 어이없어하는 아내에게 설명하기를, 외국인이 낯선 타국에 온 것이라 생각하라고 했단다.

퇴원 후 며칠 지나 5월초부터 세브란스 재활병원에서 언어 재활을 시작했다. 유아들이 단어공부를 하듯이 따라하며 배웠다. 언어치료 시간에 그림이 그려져 있는 카드를 이용하여 단어를 하나씩 공부하기 시작한 지 얼마 안 되었을 때였다. 언어치료 선생님은 카드에 그려져 있는 그림을 나에게 보이며 어떤 내용의 그림인지를 설명하라고 했다. 나는 선생님이 가리키는 것을 보고는 있었지만 언어의 어휘력이 딸려 말은 못하는 형편이었다.

그 중 한 가지, 여자아이가 꽃을 꺾고 있는 그림이었다. 한참을 생각하다가 말을 얼버무리면서 "꽃 모가지를 부러뜨리다" 라고 이야기했다. '꺾다' 라는 동사가 생각나지 않았기 때문이었다. 얼굴 그림의 '이마' 명칭이 떠오르지 않아 '마빡'이라고 호칭하니 아내와 언어치료 선생님은 배를 잡고 웃었다 한다.

그리곤, 언어치료 선생님 옆에서 아내는 내가 몇 마디를 더듬거리며 하는 말소리를 아무런 대꾸 없이 듣고만 있었다. 아내는 그림을 보면서 언어공부를 하는 데만 정신이 팔려 있는 나를 물끄러미 쳐다보며 '표준어와 속어도 구분을 못하니 이를 어쩌나!' 하며 속으로 한심하게 생각하였단다.

또다시, 언어치료 선생님은 다른 그림을 보여주었다. 그 그림의 내용은 어린애를 업고 있는 그림이었다. 나는 '어린애를 업고 있다'는 말을 했어야 했는데 '어린애를 업고 있다'는 말을 잃어버렸기 때문에 할 수가 없었다. 한참 동안 그림을 보고는 머뭇거리면서, 나는 "행복해요" 라고 하고 "아이도 행복해요" 라는 말 이외에는 다른 표현을 하지 못했다 한다.

아내는 기가 막혔다고 둘째형수에게 말했다.

그렇지만 아내는 나를 기어코 100% 회복시켜 놓고 말리라고 다짐을 했다고 한다. 입원 후 병상에 누워 있는 나를 쳐다보며 아내는 지워진 언어를 어떻게 되찾게 할까 하고 여러 방법을 생각해 보았다고 한다.

처음에 언어치료를 시작했을 때에는 언제쯤이나 되면 말귀를 알아들을 수가 있을까? 하고 걱정을 많이 했었단다. 그러나 지금은 언어치료 효과가 있어 날로날로 어휘력도 늘고 말솜씨가 빠르게 회복되고 있다.

기적이 일어나고 있는 것에 감사한다.

떠나보면 안다

2013년 10월 21일(월요일)

내 옆에 있는 사람들은 언젠가는 내 곁을 떠날 사람들이다.
사람은 누구나 홀로 서는 연습이 필요하다.

나는 아직 언어치료를 받고 있는 중이라 외국인처럼 말한다.
나는 제대로 말귀도 못 알아듣고, 말을 잘 할 수는 없지만 이웃
이 있어서 행복하다.

곁에서 도와주는 사람이 있을 때는 몰랐다가 떠나가니까 그제
서야 고마움을 안다고 한다.
한참 지난 후에야 고마움을 깨닫고 감사하는 마음을 전달하고
자 찾아보지만 이미 사람은 곁을 떠나고 없다고 한다. 사람이라면
고마움을 느꼈을 때마다 바로 도와주신 분들께 감사하는 마음
을 전달하도록 해야 한다.

내가 우주의 중심이다

2013년 10월 27일(일요일)

한일교류모임인 PS Family 모임이 부부동반으로 10월 25~27일 (2박3일)간 16명이 참석했다.

이번 여행지는 동해안을 중심으로 설악산, 낙산사, 강릉, 오죽헌, 통일전망대 등이었다.

10월 25일 오후 첫 일정은, 신흥사의 주지스님과 함께 차(茶)를 마시는 시간을 갖는 것이었다. 차를 마시는 중에, 일행중의 한 분이신 박사장이 주지스님께 우리가 살아가는 데 도움이 되는 한 말씀을 해주시면 감사하겠다고 했다.

신흥사의 주지스님은 '내가 우주의 중심'이라는 요지의 말씀을 했다. 삶의 주인은 항상 나이며, 내가 없으면 세상도 없다는 말씀을 하셨다. 내 것은 옳고 남의 것은 옳지 않다고 생각하는데, 그런 생각은 올바른 생각이 아니라고 했다. 사람은 자연에 순응하며 살아야 하며, 자연의 아름다움을 찾아가면서 살아가야 한다고 했다. 사람이 하는 일이 항상 잘 될 수는 없는 것이다. 경제도 잘 될 때도 있고 안 될 때도 있다. 잘 된다고 흥청망청 낭비하게 되면 그 다음 단계가 망하는 단계라고 했다. 우리는 잘 되는 것이 영원

할 것이라고 생각하며 내일을 망각하면서 살아가고 있다. 너무 편견을 가지고 사는 것도 잘못된 것이라고 말씀하시면서 자연에 순응하면서 살아가라고 했다. 자연에 순응하면서 사는 것이 아름다움의 극치라고 했다.

"내가 내 삶의 주인이라는 생각을 잊어버리지 말아라. 내가 없으면 이 세상도 없다. 내가 우주의 중심이다"는 주지스님의 귀중한 말씀을 다시 한 번 더 생각하며, 다음 일정인 설악산 권금성 케이블카를 탔다.

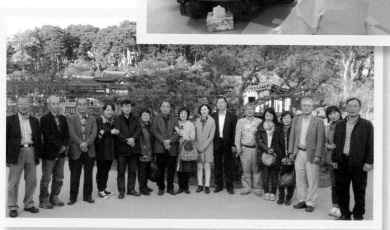

설악산 신흥사(雪嶽山 新興寺)에서
PS Family.

강릉 선교장(江陵 船橋莊)에서 PS Family.

집착을 놓으십시오
2013년 10월 27일(일요일)

이번 PS Family Tour에서 두 번째로 방문한 곳은 동해안에 있는 낙산사였다.

몇 해 전에 화재로 피해를 입었던 낙산사가 잘 재건축되어 있었다. 낙산사 주지스님의 안내로 사찰을 구경할 수 있었다. 낙산사에서 만난 무문 주지스님은 회원들에게 차를 대접하며 "집착을 버리라"는 좋은 말씀도 해 주셨다. 우리 모두는 스님의 말씀에 감동받았다. 주지스님은 "집착은 일이 잘못됐을 때에도, 잘 됐을 때에도 내려놓아야 된다."고 했다. "잘못되었을 때에는 한 번 공부할 기회를 주는 것으로 알고 감사하며 살아야 된다."고 했다. "잘 되었을 때에는 자만하지 말고 집착을 놓는 것이 감사할 일"이라고

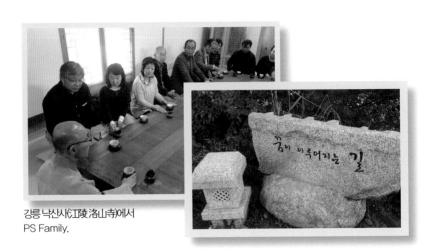

강릉 낙산사(江陵 洛山寺)에서
PS Family.

했다. "사업을 하는 사람이 일이 잘 될 때도 있고, 잘 안 될 때도 있는데 집착을 놓고 살면 더 잘 될 때가 있다"고 하셨다.

집착을 생각하며, 바이올린의 여제 정경화 씨에 관한 조선일보의 칼럼에서 읽은 내용을 소개했다. 정경화 씨는 "바이올린 소리는 활을 내려놓으니 그때 몸이 찾아내더라"고 했다. 정경화 씨는 "손가락을 다쳐 5년 동안 바이올린 연주를 쉬면서 인생을 돌아보고 나름대로 정리를 했어요. 나는 하나님을 믿는 사람이니까, 무슨 뜻으로 시련을 주셨을까? 생각하며 '화(禍)가 복이 된다'던 어머니 말씀을 수만 번 떠올리며 지냈어요. 예전엔 무언가를 완벽하게 쫓아가지 못할까 봐 노심초사했었는데 그런 채찍질을 잠시 멈추니까 마음이 편해요!" 그러면서, "손가락 부상으로 휴식 5년이 지난 후 완벽주의였던 내가 집착을 내려놓으니 바이올린 소리가 편하게 나왔다. 소리를 낼 수 있는 몸이 되니까 몸이 찾아내어 소리를 내었다. 시간이 흐르니까 소리를 낼 수 있는 몸이 된 것이었다"고 했다. "예전엔 그 소리가 머릿속에는 들리는데 몸으로 구현되지 않아서 괴로워했다"고 했다. "오히려 집착을 버리고 채찍을 멈추니까 그 소리가 의식하지 않고 편안히 나옵니다. 그 소리를 낼 수 있는 몸이 되었다고나 할까요? 스스로에 대한 채찍을 멈췄더니 원하는 소리가 나더라"고 했다.

저녁식사 모임에서 일행들은 집착에 대한 이야기로 꽃을 피웠다. 특히, 내가 뇌경색으로 고생했다는 얘기를 들었던 마츠바[松葉健一]

상은 "옥회장이 병이 났다는 이야기를 듣고 걱정을 했었는데 변함없이 건강하게 살아가고 있으니 감사하고, 강한 의지를 갖고 살아가는 것이 감동적이었다"고 했다. 마츠바 상의 부인은 "출장이 많은 남편인데 남편에게 더욱 잘하고 사이좋게 살겠다"고 이야기했다.

내가 병중이었던 7월 어느 날, 마츠바 상은 한국 출장길에 연락도 없이 무화과 한 상자를 사 들고 문병차 집으로 방문했었다. 그런데 하필 그 시간에 나는 밖에서 운동을 하느라 집을 비웠고, 장모님만 집에 계셨던지라 아쉽게도 마츠바 상과 나는 서로 만나지 못했다. 내가 아플 때 잊지 않고 찾아와 준 손님을 뵙지도 못한 채 사랑만 받아서 죄송했다. 영원히 잊지 못할 분이다. 사랑하는 이웃이 옆에 있어서 행복함을 느끼는 순간이었다.

박사장의 사모님은 "앞으로 어떻게 살아갈까? 생각을 많이 했었다"고 한다. "이제는 남편과 기쁨을 나누면서 살아가고 싶다"고 했다. 마츠바라 상의 부인은 "절에서 좋은 말씀을 들을 수 있어서 감사했고, 그동안 여러분들의 사랑도 많이 받았다. 남편이 퇴직하고 집에 있으면 어떻게 할까? 종종 생각한다"며 "가까이 있는 남편과 같이 사는 것이 제일 행복한 것 같다"고 했다.

그날 저녁모임은 '우리가 버려야 할 집착은 무엇이 있을까?'라는 주제로 서로 돌아가면서 대화하는 시간이었다. 그런데 한편으로는 사람은 집착하는 것이 없으면 대충대충 살아갈지도 모른다는 생각도 든다. 놓았다 잡았다 하면서 평생 사는 것이 아닌가 한다.

가끔 엉뚱한 이야기를 할 때가 있다

2013년 10월 30일(수요일)

요즈음 나는 종종 엉뚱한 이야기를 할 때가 있다.

● 실수한 첫 번째 이야기

10월 24일 오전에 PS Family 담당자와 동화하는 중에 있었던 일이다. 그날 저녁모임에 참석한다는 것을 나는 '내일' 참석한다고 했다. PS Family 모임의 멤버들이 오늘 서울에 도착하므로 여행 전날 저녁시간에 전야제 모임을 할 예정이었다. 나에게 전화를 받았던 담당자는 내가 오늘이라는 말을 내일이라고 잘못 말하자 '내일이라니?' 라며 다시 정정해 주었다.

● 실수한 두 번째 이야기

10월 26일 PS Family 모임을 준비하면서 골프 예약을 할 때 실수했던 이야기이다. 나는 골든비치에 3팀 예약을 해달라고 이회장께 전화로 부탁했다. 그런데 문자로는 2팀이라고 보냈다. 이회장은 당연히 3팀으로 예약해 주었다.

PS Family 모임 프로그램을 준비하고 있던 담당자가 얼마 후에 나에게 2팀인데 이상하다고 연락이 왔다. 이회장은 다시 골든비치에 전화하여 부랴부랴 2팀으로 예약을 수정하였다. 골프 3팀을

예약하는 것은 보통 어려운 부탁이 아니며 1개월 전에 부탁하여 겨우 예약했던 것이다. 이회장께 커다란 실례를 했고 너무 미안해서 당황했다.

● 실수한 세 번째 이야기

10월 28일(월) 세브란스 재활병원 언어치료실에서 공부할 때이다. 제공해 주는 교육 칼럼을 눈으로 읽고 요약하여 설명하는 프로그램이다. 현장에서 요약 설명을 마친 후에 다음날 다시 요약하여 정리해 와서 다시 설명하는 프로그램이다. 나는 요약하여 설명하는 내용 중에 30일을 3개월로 설명해 버렸다.

교육 칼럼의 내용을 보충으로 설명하면 다음과 같다.

차에 열쇠를 잠가 놓은 상태에서 애를 혼자 있게 하면 500달러의 벌금을 물게 되거나 또는 30일 동안 구속 처리된다는 내용이었다. 내가 30일을 3개월로 말실수를 하여 설명을 잘못했다. 설명한 내용대로 구속된다고 하면 3개월(90일)의 형량을 받게 된다는 내용이었다. 잠깐 말실수를 했다.

● 실수한 네 번째 이야기

10월 29일(화) 아침 골프 약속 때 발생했던 사건이다.

아침에 나는 골프 약속이 있다면서 골프채와 골프가방을 챙겨서 집을 나섰다. 오늘은 골프를 마치고 저녁까지 먹고 귀가하니까 집에 도착시간이 늦는다고 이야기했다. 회사에는 정시에 도착하여 간단히 일을 마치고 회사를 나섰다. 티업 시각이 10시 30분이었으므로 1시간 전에는 도착해야겠다고 생각하고 잭니콜라스 골프장에 9시 30분에 도착했다.

IBK인천클럽 모임인데 골프장에 도착해 보니 반기는 사람도 없고 분위기가 이상했다. 프런트에 IBK모임이 예약되어 있는지 물어보니 안 되어 있다는 것이다. 나는 부랴부랴 IBK인천클럽의 총무이신 고용삼 사장에게 전화를 걸어 골프 예약상황을 다시 문의하여 보았다. 고사장은 나에게 IBK모임의 예약일은 11월 29일이라고 알려주었다. 고총무가 골프예약 후 나에게 알려주었던 문자를 확인해 보니, 11월 29일자로 되어 있었다. 내 휴대폰의 일정표에는 11월 29일을 10월 29일로 잘못 기록되어 있었으며, 아울러 고사장에게 참석하겠다고 회신까지 했었다. 그 후 고총무는 나에게 모임 일정이 11월 29일임을 확인해 주는 문자를 보내주었다. 나는 골프채와 옷가방을 찾아 다시 차에 싣고 회사로 돌아왔다.

어제인 10월 28일(월) 세브란스 재활병원에서 박선생은 나에게 실수에 관한 이야기를 들려주었었다. 결국 나는 10월 29일 아침에 또 한 번 더 실수를 저질렀다.

말의 실수는 갭의 크기는 크지 않지만, 엉뚱한 이야기를 할 때가 종종 있다는 것이다. 작은 실수가 있을 때는 문제가 안 될 수 있으나, 작은 실수라도 중대한 사건이 유발될 수 있음을 유의해야 한다. 박선생의 말씀에 의하면, 실수를 줄이는 방법으로 읽기에서 나타나는 오류들은 연습이 필요하다고 했다. 내용을 정확히 읽지 않고 지나친다거나 예측해서 읽는 경우가 있다는 것이다. 내용을 눈으로 보면서도 다른 생각을 하면서 읽으니까 다른 내용으로 읽는 경우가 있다는 것이다.

어떤 일을 할 때 중요하다고 생각되는 일에는 집중력을 기울여야 한다. 소리 내어 읽는 연습이 필요하다. 신문 등을 읽을 때에는 눈으로 글씨를 보면서 읽기를 할 필요가 있다. 읽을 때에는 감독자가 필요하다.

실수가 계속 있음에도 불구하고 살아가는 데 가장 중요한 것은 마음의 문을 열고 삶에 여유를 갖고 살아가는 것이다.

건강하고 싶으면 담배를 끊으세요

2013년 11월 10일(일요일)

나는 올해 뇌경색으로 건강을 잃고 후회를 하고 있다. 인생살이는 모든 것이 경험을 통하여 얻어지는 경험학문이다. 나는 담배를 피워본 적은 없다. 그러나 담배의 해독에 대해서는 많은 홍보로 익히 알고 있다.

2013년 초에 신공장으로 사무실을 옮겼다. 나는 담배를 피우는 사원을 배려하여 흡연장소를 정해주고 재떨이도 만들어 놓았다. 담배를 피우는 위치를 고민한 끝에 신공장 현관 옆으로 정했다. 그러나 담배를 피우러 우르르 모인 사람들을 볼 때마다 안쓰럽게 생각됐다. 애연가들은 수시로 흡연장소를 드나들었다. 담배를 피우는 사원들 중에는 개인별로 조용히 피우고 자리를 떠나는 사원들이 있는가 하면 그렇지 않고 모여서 담소하는 장소로 생각하는 사원들도 있다. 담배를 피울 때마다 나는 냄새가 신공장 3층에 있는 화장실과 휴게실을 타고 스며들었다. 나는 담배 피우는 장소를 다른 곳으로 이동시킬까도 생각해 보았다.

그리고 담배를 피우는 사원들은 담배를 피우지 않는 사원들에 비해 생산성이 떨어지는 것이 사실이다. 근무시간에 수시로 담배를 피우기 위해 자리를 비우고 있기 때문이다. 회사에서는 점심시간 이외에는 담배를 피우지 못하게 흡연시간을 제한하는 것도 고려해 보았다. 담배를 피우는 것은 개인의 기호에 관한 문제다. 어느 날 갑자기 회사 전체를 금연지역으로 선포하기도 그렇다. 업무시간 중에 흡연을 하는 것은 언제라도 제한할 수 있다. 그렇지만 그동안 습관이 되어 있는 것을 건강에 좋지 않다고 일방적으로 제한할 수도 없다. 그래서 얼마 전부터 회사는 특정한 장소에서 점심시간 이외에는 담배를 피우지 않도록 제한하고 있다.

담배가 백해무익하다는 것은 누구나 잘 알고 있다. 담배를 피우는 사원들은 매년 '새해에는 담배를 끊겠다'고 선언을 해 놓고도 지키지 못하는 경우가 많다. 회사에서는 점차적으로 사원들의 건강관리를 위하여 금연프로그램을 기획해 볼 필요가 있다. 사원들과 국민의 건강관리를 생각해서다.

나의 건강관리 경험을 통하여, 담배를 피우는 사원들에게 담배를 끊는 것을 선물로 주고 싶은 생각이 불현듯 떠올랐다.

'담배를 피우는 친구들이여! 사원 여러분들이여! 건강하고 싶으면 담배를 멀리하세요.'

우리는 무엇을 하고자 할 때 조금만 하고 그만두겠다는 말을 종종 한다. 우리는 '우물쭈물하다가 그럴 줄 알았지!' 라는 시인 버나드 쇼의 비문처럼 시간 낭비만 하는 쓸모없는 순간이 많다.

어릴 적에 배운 담배를 피우는 습관 때문에 마약처럼 끊지 못하고 산다는 것이 얼마나 불행한가? 담배를 피우는 사람들은 끊을 기회를 만들어 줘야 하지 않을까? 건강하게 사는 경험을 가르처 줘야 하지 않을까? 깨끗하고 아름답게 살아가는 방법을 전수해 주어야 하지 않을까? 건강한 체력에 건전한 정신이 깃든다고 한다. 우리가 건강하면 돈, 명예, 가고 싶은 곳, 갖고 싶은 것, 하고 싶은 것, 먹고 싶은 것 등 모든 것을 할 수 있다.

담배는 개인, 가정과 사회에 없어도 되는 백해무익한 물건이 아닌가? 담배는 개인의 건강을 해치는 요소임을 알고 있다. 담배는 가정경제에 보탬이 되기는커녕 마이너스 요소다. 담배는 냄새를 통하여 사회에 혐오감을 일으킴은 물론 거리를 지저분하게 만들며, 담배연기로 인하여 발생하는 폐암과 같은 질병 때문에 국민이 상당한 부분의 의료비를 부담하고 있다.

회사는 담배를 피우는 사원들의 건강을 생각해서 인사고과에 불이익을 주면서까지라도 사원들의 건강을 지켜줘야 하겠다는 생각에 도달하였다. 한 개인의 건강한 생활로부터 시작하여 건강한 가정이 되기를 기대해 본다. 그리고 건강한 회사를 통하여 100년 정신을 구현하고자 한다.

나는 담배를 피우는 사원들과 식사모임을 하고자 한다. 금연 캠페인을 펼침은 물론 회사 전체를 금연 장소로 만들고자 한다. 우선, 담배 피우는 장소를 없애고 2014년 1월 1일부터 회사 전 지역을 '금연의 집'으로 만들고자 한다. 12월 말 MT때 금연 선포식이라도 갖자.

내가 일방적으로 개인의 생활을 제한하고 싶은 생각은 없다. 물

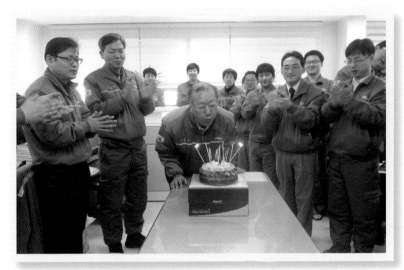
회사 직원들이 나의 예순여덟 해 생일을 축하해 주었다.

론 개인 생활을 회사에서 제한한다는 것은 있을 수가 없는 일이라 할 수 있다. 그러나 내가 68세의 나이가 되어 경험을 통하여 체득한 후에야 건강의 중요성을 새삼 깨닫게 되었다. 철이 들었다고나 할까? 그동안 나와 생활하고 있는 회사의 식구들의 건강문제를 외면하고 있지 않았나? 생각된다.

다시 한 번 더 건강한 삶을 강조한다. 한 개인의 건강한 생활로부터 온전한 가정이 이뤄지고 있음을 다시 한 번 더 상기할 필요가 있다. 그리고 사원 한 사람, 한 사람의 건강관리를 통하여 하도 100년 정신이 구현되기를 기대해 본다.

'담배를 끊으세요. 그것이 건강하게 사는 방법 중 하나입니다.'

건강히 일하고 싶은가?

2013년 11월 10일(일요일)

'사원들은 건강하게 일하고 싶으면 체질량지수(BMI)를 25 이하로 낮추세요.'

회사에서는 매년 건강검진을 실시하여 BMI지수가 25 이상이 되면 승진 평가에 불이익을 준다.

체질량지수를 조절하려면 꾸준한 운동과 음식물 조절이 필수적이다.

나의 경험으로는 운동량과 음식량의 조절 실패로 건강을 잃었다고 생각된다. 술을 마시게 되면 대부분의 경우는 음식을 많이 먹게 된다. 술도 적당량이라는 표현은 적절하지 않다. 나의 경우는 술을 먹기 시작하면 타의 추종을 불허할 정도로 많이 마셨다. '늦게 배운 도둑질이 무섭다'고 한다. 나는 25세가 되는 해가 되어서야 술을 마시기 시작했다.

나는 중등학교 교사 생활을 약 1년 반 정도 했었다. 처음 가정 방문을 갔을 때였다. 어느 여름날 학부모님은 냉장고에서 시원한 맥주를 가져와 나에게 따라주었다. 동행했던 동료교사는 과일 안주를 곁들여 맥주를 맛있게 마셨다. 그러나 나는 맥주를 반 컵밖에 못 마시고 남겼다. 나는 어렸을 때부터 술을 마시는 것은 나쁜 짓이라며 죄악시해 온 가정에서 자랐다. 목사의 가정에서 독실한 기독교인으로 자랐다. 나는 성장과정에 늘 부모님과 함께 살았다. 이날도 맥주 반 컵을 마신 후 머리가 어찔해져 정신이 없었다. 그리고 맥주 반 컵을 마신 후 3일 동안 머리가 멍하고 개운치가 않았다. 그때가 술과 접하는 첫 경험이었다.

그 후 교사 생활을 떠났다. 그런 후 나는 비즈니스맨으로 살고자 회사로 직장을 옮겼다. 직장생활은 치열한 경쟁 사회였다. 영업과장이 된 나는 영업전선에 뛰어들었다. 시장개척을 하려면 고객 접대하는 방법도 배워야 했다. 못 믹는 술도 배워야 했다. 친구들과 술자리도 어울려서 술을 배워야 했다. 친구들은 어려서부터 술을 먹기 시작하였기 때문에 술을 잘 마셨다. 나는 비록 잘 못마시는 술이었지만 열심히 배워가며 따라 마셨다. 친구들이 마신 양을 앞질러 가려면 2배 이상은 마셔야 따라잡을 수 있다며 열심히 마셨다.

나는 오랫동안 술을 안 마셨었기 때문에 체력도 받쳐 주었고, 어느 정도 술을 마셔도 거뜬했다. 친구들과 늦도록 술 마시는 시간이 늘었다. 아내의 잔소리도 한두 번이 아니었다. 업무관계 접대 술도 많았지만, 친구들의 모임도 만만치 않았다.

직장생활은 술 접대 문화이다.

나는 술을 마셔도 대충대충이 없었다. 술도 쉬어가면서 마셔야 되는데 접대 손님들이 있을 때에는 일주일 내내 연속으로 술 접대가 있을 때도 있었다. 그때까지 나는 건강하다고 생각했다.

그러다가 나는 결국 폐렴에 걸리고 말았다.

의사선생님의 말씀에 의하면 체력이 극도로 약해졌다고 한다. 비즈니스맨으로 성공해 보고자 출발했던 나이가 25세였다. 42세가 되는 해에 결국 폐렴을 앓게 되었고, 그런 후에야 체력이 바닥난 것을 알았다. 근 17년 동안 열심히 일도 많이 했고 술도 많이 마셨다. 늦게까지 일하고, 술 먹는 시간이 많아지다 보니, 음식 조절이 안 되었고, 체중만 늘었다. 운동량은 거의 없이 밤낮으로 일을 했다. 서류를 집에 갖고 가서 새벽 2~3시까지 일하기가 하루 이틀이 아니었다.

나는 폐렴을 앓은 후 골프 운동을 시작했다. 그 당시 회사의 대표이사이신 큰형님은 내가 폐렴치료 후 약 3개월쯤 지났을 때 골프채를 사다 주셨다. 형님은 나에게 운동도 하면서 일하라고 하시면서 골프채를 선물로 주셨다. 내가 밤낮으로 일만 하는 것이 안쓰러웠다고 하며 골프 운동을 권했다.

골프를 평생 운동으로 생각하고 열심히 쳤다. 매일 아침 5시에 일어나 7시까지 운동하고 8시에 집을 나섰다. 주간에는 일에 집중하고 주말에 시간이 날 때 골프를 했다. 골프 관련 서적도 많이 읽었다. 열심히 연습한 지 3년 만에 77타를 치며 싱글 목표를 달성했다. 그 후 베스트 스코어는 74타이다. 연습장에는 자주 안 갔어도 골프 운동은 계속했다. 골프 운동은 그리 운동은 안 된다. 연습장에 다닐 때가 운동이 되었다. 꾸준히 연습장에 다니는 것이 결국 체력을 키워주는 운동이 되는 것이다.

그러나 일에 쫓기다 보니 다시 체중과 운동량 조절에 실패했다.

내 나이 57세 되는 해에 다시 일은 바빠졌고, 먹는 양은 늘고, 운동량이 적어지다 보니 체중은 75Kg 전후로 다시 늘었다. BMI 지수가 25 이상을 넘어가기 시작했다. 내가 출장을 가기 위해 김포공항에서 중국으로 막 출국하기 직전에 가슴이 답답하면서 가벼운 통증은 있었으나 중국에 도착하여 비로 한방치료를 한 적이 있다. 나는 중국 출장에서 귀국하자마자 영동 세브란스병원에 종합건강검진을 받았다. 검진 결과 가슴이 왜 아팠는지 알 수 없다고 했다. 다른 데에는 이상이 없다고 하면서, 심장검사 결과 심장에 있는 3개의 관상동맥 중 하나의 혈관이 가늘어졌다고 했다. 의사선생님의 의견은 스텐스 시술을 요한다고 했다. 그러나 나는 세브란스 병원에서 수술을 받는 것을 보류하고, 우선 아산병원에 의뢰하여 재진찰을 받기로 결정했다.

그 후 아산병원 심장과에서 6개월에 한 번씩 진찰을 받았다. 진찰을 받으러 갈 때마다 운동부하 테스트를 실시했다. 1년 반 동안에 걸친 진찰 결과 그냥 건강하게 생활해도 된다는 판정을 받았다. 그렇지 않았으면 심장수술을 할 뻔했다. 아산병원에 정기적으로 다니는 동안 나는 열심히 산길을 걸었다. 체중도 줄였다. 그리고 열심히 운동도 했다. 체중을 70kg 정도로 유지했다. 운동을 계속하지 않으면 죽는다는 생각으로 열심히 운동했다. 나는 아산병원에서 매년 정기 건강검진을 받고 있다.

다시 바쁜 일의 연속이 계속되었다.

적정량의 술을 마신다고 마셨으나, 정신이 나가는 소위 '필름이 끊어진 적'도 있었다. 술을 마시고 택시를 타고 집 앞에 도착했을 때였다. 우리 아파트는 15층인데 출입구가 4개 있다. 그런데, 나의 집 앞에 택시를 내려야 하는데, 택시 요금을 계산하다가 깜빡 지나치는 바람에 남의 집 출입구 앞에서 차가 멈췄던 것을 잊어버리고, 그대로 옆 라인 경비실을 경유하여 12층으로 올라갔다. 잠긴 자동문은 번호를 눌러도 열 수가 없었다.

나는 벨을 눌렀다. 잠시 후 안에서 "누구세요?"라는 소리가 들렸다. 남자의 목소리가 들렸다. 문을 열면서 "누구세요?" 하며 불쾌한 남자의 목소리가 다시 들렸다. 나는 그제서야 택시에서 내렸을 때의 생각이 났다. 나는 놀란 나머지 당장 아내에게 전화를 했다. 우리집이 어디야? 라며 아내에게 전화로 도움을 요청했다. 그리고 아내는 경비실까지 마중을 나왔다. 그 다음날, 아내의 잔소리는 극에 달했다.

새로운 사업을 하게 되면 술은 늘 따라다니기 마련이다.

하도가 2009년 10월부터 새로운 사업을 벌렸을 때의 일이다. 산요특수제강㈜ 한국대리점을 시작했을 때였다. 새로운 시장을 개척했어야 했다. 나는 새로운 사업을 하지 않으려고 접었었지만, 전 박사의 요청도 있고 하여 기어코 새로운 사업을 벌리고야 말았다. 마케팅도 해야 했고, 시장개척도 해야 하기 때문에 또 다시 고객과 함께하는 술자리가 늘기 시작했다. 음식량과 운동량도 조절이 안 되었다.

나는 2006년도에는 청계산을 기준으로 1년에 100회의 등산을 다녔었다. 산에 가는 횟수가 연도별로 60회/년, 50회/년, 30회/년으로 점점 줄기 시작했다. 다시 술 먹는 양과 접대하는 시간도 늘기 시작했다. 회사의 업무와 각종 모임의 수가 늘기 시작했다. 열심히 일한 결과, 매년 회사의 매출량도 늘어났고, 2012년도 말 무역의 날에는 1000만 불 수출탑도 받았다.

나는 새로운 사업까지 겹쳐서 여유를 갖고 살려고 해도 살 수 없을 정도로 시간이 없었다.

현재 특수제강사업은 김상우 부장과 신고문님이 그런대로 꾸려가고 있다. 새로운 사업은 시작한 지 4년밖에 안 되었기 때문에 아직 갈 길이 멀다. 계속 방향을 잡아줘야 한다. 교반기 사업은 아들이 잘 꾸려 나가고 있다.

2013년 4월 16일, 내가 뇌경색으로 쓰러진 후 거뜬히 다시 살아

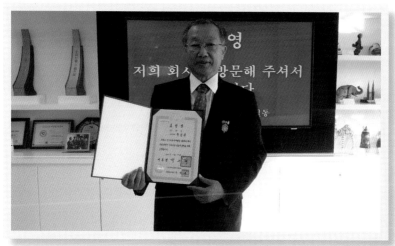

2013년 10월 16일 대통령 표창.

나게 해 주신 하나님께 감사를 올린다. 아울러 어려운 여건 속에서도 회사를 지켜주신 하나님께 감사를 드린다. 내게 아직 할 일이 남아 있는가 보다. 사회에 기여해야 할 일이 남아 있는가 보다.

2013년 10월 16일 박근혜대통령으로부터 '대통령 표창'을 받았다. 한국기계진흥회에서 추천하여, 우수 자본재 개발에 기여한 상으로 받았다. 한국 사회에서, 아시아를 넘어, 세계의 선도기업으로 성장해야 한다.

하지만, 이런 모든 사업과 포상도 건강을 잃으면 내게는 아무 의미 없는 일이다. 너무 무리하지 말고 절제 있는 건전한 습관으로 건강한 기업과 자신, 가정을 꾸려나가야겠다.

고독하게 사는 연습

2013년 11월 20일(수요일)

　요즈음 조회장 부부는 부부만 단출하게 살고 있다. 그래도 아직은 사회생활을 하니까 외로움을 모르고 바삐 산다. 대부분의 부부는 애들과 떨어져 살거나, 결혼한 애들도 부모님 집 근처에서 살거나 한다. 애들이 노부모를 모시고 사는 사람이 거의 없는 세상이라 부부만 단출하게 사는 경우가 대부분이다.

　그러다 보니 노부부들은 간식을 준비해 놓고 끼니를 때우던가 아니면 외식을 하는 경향이 늘었다. 집사람도 나이가 들어가면서부터는 일하기를 싫어한다. 부부가 둘이서 보내는 시간이 많다. '내가 먼저 가고 당신은 1년 후에 와라!'고 이야기를 한다고 하더라도 그렇게 생각대로 되는 것도 아니다. 한국 사람의 평균 수명이 늘어나고 있다. 노인들은 앞으로 어쩌면 혼자 살아갈지도 모르는데 난 혼자서는 못살 것 같다.

　애들이 있거나 어르신들을 모시고 살고 있는 집은 매일 빵이 아닌 밥을 해 먹는 가정이 대부분이다. 즉 규칙적인 식생활이 가능하다.

　장모님을 모시고 사는 우리집이 그렇다. 그런데 모녀가 너무 가깝다 보니 허물없이 지적을 한다. 모녀간에 관계가 나쁜 것이 아

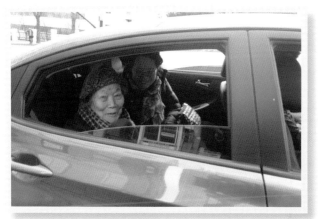
2014년 3월, 요양원에서 퇴원하시는 장모님.

니라 일일이 간섭을 하다 보니 언쟁을 벌인다. 남들이 보면 사이
가 안 좋은 것으로 착각하기 쉬운데 싸우더라도 쉽게 사그라진다.
모녀간의 싸움은 감정이 없는 단순한 말싸움이다. 그러나 대부분
의 고부관계는 그리 좋지는 않다. 사무적일 수도 있다. 시어머니는
며느리에게 자기가 살아온 경험을 전수시켜 주려고 노력하다 보
니 시키는 일도 많고 잔소리도 더 많아진다. '어디 갔었나?' '맨날
늦느냐?' 등 늘 잔소리만 늘어간다.

고부관계는 늘 대화를 많이 해야 한다. 서로 집착을 버려야 한
다. 한 집에 사는 모녀관계나 고부관세나 늙으면 다들 티격태격하
면서 지내는 것 같다.

아는 주위의 부부의 경우, 그동안 갖고 있는 재산을 모두 정리
하여 충주산림욕장(50평)에 분양 받아 사는 사람도 있다. 그런

데, 외지에 떠나 외롭게 살게 되면 병이 났을 때 급히 병원에 찾아 다니는 것이 어렵다. 주치의 제도를 활용하면 편리할 터인데 아직은 그렇지도 못하다.

노인이 되어 양로원 생활을 하는 경우도 있는데 역시 문제점이 있다. 부부가 같이 살 때에는 같이 생활하는 프로그램을 만들 필요가 있다. 식사생활계획, 운동계획, 공부 학습계획, 그리고 신앙생활, 여행계획과 정기적인 건강검진 계획을 짜야 한다..

남자의 경우 부부가 헤어진 후부터 생길 수 있는 의식생활에 대하여 혼자 살아가는 프로그램을 만들 필요가 있다. 젊을 때에는 애들이 같이 있어서 모르고 지낸다. 그리고 애들을 다 출가시킨 후 부부가 건강할 때에는 고독을 잊고 지낼 수 있다. 그러나 대부분의 가정주부들처럼 나의 아내도 나이가 들면서 가사일 하기를 점점 싫어하기 시작했다. 나는 이제부터 고독을 준비할 시간이 가까워지고 있음을 감지하고 있다. 노인들과 애들이 함께 산다는 것이 때로는 버거울 수도 있다. 그렇지만 식사 때마다 온 가족들과 함께 생활할 수 있다는 것은 축복이다.

이제부터 고독하게 사는 삶을 연구해야 할 때가 되었다. 건강하게 혼자 잘 사는 방법을 생각해 놓아야 한다. 누구나 노후에는 홀로 살아가게 마련이다. 고독을 숙명으로 받아들이는 자세가 중요하다. 집착을 버리고 부담을 주지 말고 살자. '우물쭈물하다가 내

그럴 줄 알았지!' 라는 버나드 쇼의 묘비명이 생각난다. 생각이 났다면 즉시 미리 준비해 놓아야 한다. 우물쭈물하다가 보니 어느새 내 나이 69세가 되었다. 언제 이렇게 나이를 먹었는가? 내 나이가 아니고 부모님의 나이 같다.

오늘은 주일예배에 혼자 참석한 노인이 생각난다. 비 오는 날에 매번 똑같은 잠바차림을 하고, 모자를 눌러 쓰고, 가방을 둘러메고, 지팡이를 들고 있다. 조용히 혼자 기도하며 오늘도 하나님과 대화를 나누신다. 고독한 노인은 매주 아침 오전 7시 30분에 시작하는 1부 예배시간에 참석한다. 매주일 늘 앉는 좌석에만 앉으신다. 혼자 출석하신다. 부인의 건강이 안 좋은가? 또는 먼저 천국에 가셨나 궁금하다. 늘 거룩하고 겸허한 자세로 예배를 올린다. 경건한 자세로 예배드리는 고독한 분께 은혜의 찬송을 불러드리고 싶다. 그분의 소원은 무엇일까? 매우 쓸쓸해 보인다. 옆좌석에 가족이나 친구라도 함께하면 좋겠다.

부부가 마지막 순간까지 동행하면 얼마나 행복할까?

조회장과 공부하는 시간

2013년 11월 26일(화요일)

오늘도 오후 8시 20분 정확한 시간에 전화벨 소리가 울렸다. 하루도 빠지지 않는 조회장의 전화수업 시간이다. 숫자·말 따라하기가 시작되었다. 숫자 따라하기를 하는데 8자리 중 4자리를 먼저 부르고 이어서 4자리의 숫자를 부른 후에 따라한다. 처음에 부른 8자리의 숫자는 3개를 정확히 따라했다. 4567 8965라며 따라하기를 했다.

오늘은 머리가 맑아지는가 싶더니 갑자기 네 번째 따라하기부터는 얼버무리기 시작했다. 4자리 숫자를 이어 4자리 숫자를 2번씩 불러주는데 처음과 나중에 불러준 숫자끼리 엉켜서 제대로 따라할 수가 없었다.

처음에 불러준 것만을 중심적으로 외워가며 따라하기만 하면 되는데 처음 숫자를 중심으로 따라하기한 후 나중에 불러준 숫자는 기억할 수가 없어서 얼버무린다. 잘 못 따라했던 4자리 숫자는 곧이어 조회장이 다시 불러준다. 그러면 나는 4자리 숫자는 그런 대로 잘 따라한다.

어제는 8자리 숫자를 불러주어 따라하기를 했는데 3개를 정확히 따라하기를 했다. 불러준 내용을 기억하는 나의 머릿속의 잔

재시간이 늘어난 것이 틀림없는 것 같다. 5개 따라하기를 마친 후 조회장은 오늘은 나에게 '잘 했다'고 했다.

그러면서, 조회장은 "처음부터 다시 반복해 보자"고 했다. 나는 "또 다시 하면 잘 안 될 것"이라고 했다. 나는 아직 기억력의 한계를 느끼고 있다. 그러므로 다시 시도해 보아도 새로운 것을 따라 하는 것과 같은 느낌을 받을 것이다.

따라하기는 도전만이 있을 뿐이다. 그런데 집중력이 관건인 것 같다. 칭찬을 들은 것 때문에 집중력을 해쳤던 것이다. 이야기했던 대로 처음보다는 잘 되지 않았다. 누구나 무엇을 할 때에는 주위의 환경을 무시하고 집중력을 유지하려는 데만 정신을 집중할 필요가 있다. 흥분하지 말고 평상시처럼 하면 된다.

나보다 실망하지 않고 더 성실하고 꾸준히 친구의 100% 언어회복을 위해 열심히 전화수업해 주는 조회장께 다시 한 번 감사드린다.

말 따라하기는 아직도 어렵다

2013년 12월 14일(토요일)

12월 12일(목) 오후 3시의 언어치료 수업시간이었다. 박선생은 오래간만에 말 따라하기를 하자고 나에게 이야기했다. 한동안 말 따라하기를 안 했었기 때문에 나는 당황했다. 잘 해낼 수 있을까 하고 의문이 들었다.

우선 공부는 열심히 해야 하니까 박선생이 지시하는 대로 말 따라하기를 시작했다. 박선생님은 말 따라하기에 앞서 처음에는 짧은 문장을 주겠다고 했다.

첫째, '밤새 내린 눈이 발목까지 쌓였다.'를 선창하였다. 나는 '밤새 내린 눈이 발목까지 쌓였다.' 라고 쉽게 따라하기를 했다. 그런 대로 무리없이 말 따라하기를 했다. 이어 두 번째에 박선생님은 '노래 부르면서 돈을 정확하게 세기는 어렵습니다.' 라고 선창했다. 나는 '노래를 부르면서 돈을 정확히 세기는 어렵습니다.' 라고 따라하기를 했다. 박선생님은 따라하라며 한 번 더 선창을 해 주었다. 나는 이번에도 '노래 부르면서 돈을 정확히 계산하는 것은 어렵습니다.' 라면서 선창해 준 문장을 토씨 하나 틀리지 않고 똑같이 따라하지를 못했다. 박선생님은 나에게 말 따라하기를 98%는 맞추었으나 2%가 틀렸다고 했다.

이어서, 박선생님이 세 번째 문장으로 '피해자는 자기의 행동이 정당방위임을 주장했습니다.' 라고 했다. 나는 '피해자는 자기 행위는 정당방어라고 주장했습니다.' 라고 따라하기를 틀리게 했다. 두 번째도 역시 똑같이 따라하지는 못했다. 네 번째 문장에서 박선생님은 '신비로운 계절의 변화를 독특하게 표현하는 화가가 있습니다' 라고 선창해 주셨다. 나는 '신비로운 계절의 변화를 독특하게 표현한 화가가 있습니다.' 라며 따라하기를 했다. 박선생님은 말 따라하기 점수가 약 98% 정도가 됐다고 평해 주었다. 그러면서 다시 한 번 더 따라하기를 해 보라고 했다.

나는 '미묘한 계절에 변화를 독특한 방법으로 표현하는 화가가 있습니다.' 라며 내용과 한참 상관없이 다르게 따라하기를 했다. 박선생님은 말 따라하기 점수는 약 70% 정도가 됐다고 평해 주었다. 그러면서 박선생님은 방금 전에 말 따라하기 한 문장을 나에게 써 보라고 했다. 그러면서 문장은 제대로 썼는지 확인하여 보게 해 주었다.

어제 언어 재활 수업시간에 받아온 문장 4개를 녹음하여 외우기 시작했다. 나는 퇴근하는 1시간 동안 열심히 외웠다. 그리고 집에 도착하여 러닝머신으로 운동하면서 30분 동안 열심히 외웠다. 1개의 문장을 10회 이상 큰소리를 내며 외웠다. 4개의 문장을 세트로 하여 순서대로 외워보기도 했다. 나는 자신 있게 잘 외워졌다고 생각되어 첫 번째부터 네 번째 문장까지 순서대로 외워보기로 했다. 첫 번째 문장은 쉽게 외웠다. 두 번째 문장을 외울 때는 갑자기 생각이 나지 않았다. 녹음기를 틀어 놓으면 금방 알 수 있는 것이었지만 기억이 날 때까지 기다렸다. 보통 같으면 빨리 기억이 나지 않으면 즉시 녹음기를 틀어 확인했다.

이번에는 문장이 기억날 때까지 마냥 기다렸다. 약 5분 동안 러닝머신을 하면서 기다렸다. 잠시 두 번째 문장인 '노래 부르면서 돈을 세기는 어렵습니다.' 라는 문장이 순간적으로 떠올랐다. 운동하면서 외우기를 마친 후 조회상과 전화 통화로 히는 저녁공부를 마치고 잠이 들었다.

나는 12월 14일(토) 아침에 눈을 뜨자마자 어제 외웠던 문장을 다시 외워보았다. 더듬더듬이었지만 어제 외웠던 4개의 문장이 기억났다. 모두 단번에 외워졌다. 나는 양팔을 높이 들고 언어감각이 99% 살아나기 시작했다고 혼자 외쳤다. 불가능은 없다. 만 8개월 만에 내 언어신경이 살아났던 것이다.

2013년도에 4월 16일부터 12월 14일까지 만 8개월 만에 자신감이 살아났다.

박선생님께 감사드린다.

소중한 마음을 전합니다

2013년 12월 23일(월요일)

크리스마스 전야에 박선생님은 나에게 소중한 선물로 크리스마스 카드를 보내주었다.

'정성스런 마음을 담아 당신의 쾌유를 기원합니다. 가득한 미소와 함께 따뜻한 새해 맞이하시길 바랍니다. 앞으로 더욱 노력하겠습니다.'고 쓰여진 세브란스 병원에서 만든 크리스마스 카드였다.

박선생님은 카드에 소중한 마음의 글을 담아주어 내 마음을 감동시켰다.

'제가 옥평권님을 뵌 지 벌써 7개월이 지났습니다. 작은 지식으로 제가 드릴 수 있는 것에 비해 언제나 더 많은 것을 환자분들께 받고는 합니다만, 옥평권님께는 더더욱 그런 것 같습니다. 편찮으신 가운데에도 여러 모로 늘 한결같으신 모습을 보면서, 삶과 학문을 대하는 자세에 대해 많은 것을 느끼며 배우고 있으니까요. 모쪼록 새해에는 더욱 건강 되찾으셔서 무한 노력과 긍정이 미치는 어마어마한 힘을 널리 전파(?)해 주시기를 기원합니다. ^V^

옥평권님의 언어치료사 박혜원 드림'

나는 박선생님으로부터 어떠한 선물보다 귀한 크리스마스 선물

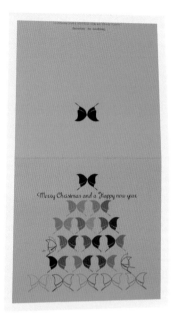
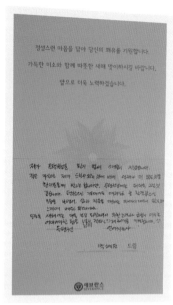

을 받았다.

　내가 삶의 기로에서 나의 말은 어디에서 다시 찾아야 하나 하고 아직 갈피를 잡지 못하고 있을 때에 박선생님을 만났다. 정상적으로 말을 할 수 있을지도 알 수 없는 상태에서 만났다. 그러나 확실히 따라하면 다시 일어설 수 있다는 확신을 갖고 공부를 시작했다. 매사에 긍정적인 마음으로 살아왔다. 긍정적인 마음이 오늘의 나를 다시 세워주었다고 생각한다. 나는 매일 5~7시간 대부분의 시간을 따라하기와 병원에서 주는 과제물과 일기쓰기에 사용하고 있다. 언어공부는 집에서 매일 자정시간까지 한다. 자그마한 단어 외우기에서 시작하여, 이제는 말도 제법 구사하고 있다.

일기를 쓰는 데는 다른 사람보다 시간이 조금 더 걸리며 글로 표현하는 문장도 아직은 서툴다. 하지만, 과거의 기억력이 살아나기 시작하였으며, 일기의 양으로 보나 내용도 깊이가 있어지기 시작했다. 그러나 아직 앞뒤의 말을 연결하는 것이 서툴고, 주어가 있어야 할 위치, 토씨를 연결하는 것이 만족스럽지 않다.

일기쓰기를 처음 시작했던 첫날은 A4용지 크기로 1/4페이지의 내용을 쓰는 데 무려 4시간이나 걸렸었다. 이제는 미리 쓸 소재를 준비한 상태에서 일기쓰기를 시작하면 약 2시간에 한 페이지의 양은 쓸 수가 있다. 그동안 글을 쓰는 양이 늘어났을 뿐만 아니라 쓸 소재도 늘어났다. 최근에 회사에 출근하면서부터 글을 쓸 시간이 없다. 그러나 일기쓰기는 계속할 것이다.

금년 5월부터 8개월 동안에 박선생님이 나를 새로운 사람으로 태어날 수 있도록 도와준 것에 대해 감개무량할 뿐이다. 소중한 사람과의 만남을 통해 글쓰기도 다시 공부하면서 새로운 인생을 다시 살아간다.

박선생님 감사합니다!

새해에 복 많이 받으세요!

아들과 사원들에게 준 '경청'이란?

2014년 1월 2일(목요일)

2014년 연초에 나는 '경청(傾聽)'이란 글씨를 한문으로 써서 회사의 아들 방에 걸어주었다.

경청이란 몸으로 듣고 눈으로 듣고 마음으로 듣는다는 뜻이다.

사전적인 의미를 살펴보면 다음과 같다.

경청(傾聽)이란?

- 귀를 기울여 듣는다는 뜻.

- 귀를 기울여 듣는 것은 침묵을 익힌다는 말이다.

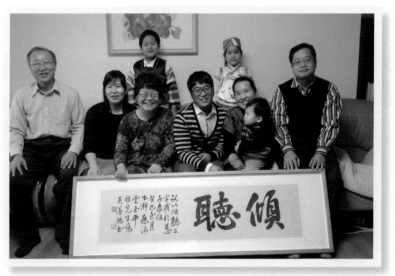

2014년 1월 1일, 아들·딸 가족과 함께.

- 침묵은 자기 내면의 바다이다.
- 진실의 말은 내면의 바다에서 자란다.

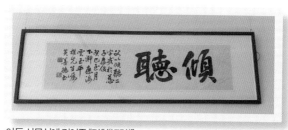

아들 사무실에 걸어준 "경청(傾聽)".

- 자신만의 언어를 갖지 못하고 남의 말만 열심히 흉내만 내서는 안 된다.

한자풀이로 하면,

傾(경) : 기울어질 경 즉, 잘 들으려면 자세를 앞으로 약간 기울여서 듣는다.

聽(청) : 들을 청 즉, 10개의 눈으로 마음으로 잘 듣는다.

즉, 경청(傾聽)은 몸으로 듣고, 눈으로 듣고, 마음으로 듣는다는 뜻이다.

경청이란 글은 아내의 친구인 황선덕 여사에게 의뢰하여 붓글씨를 썼다. 황선덕 여사는 한국국전 서예부문의 중견작가다. 잘 써 주신 붓글씨는 액자에 넣어 회사에 걸었다. 경청이라 쓰여 있는 글자 옆에는 이 글을 내가 아들에게 보낸다는 내용이 한자로 자그마하게 쓰여져 있다.

액자 속의 傾聽(경청) 옆에 있는 내용은 다음과 같다.

한자 내용문 : 父以傾聽二字 戒於慈子泰俊 癸巳至月下澣 應海雲玉平權先生 囑 黃善德 書

한글 내용문 : 아버지는 '경청' 2자로써 사랑하는 아들 태준에게 타이른다. 계사년 동짓달 하순 해운 옥평권 선생의 부탁에 응해 황선덕 쓰다.

한자의 이해를 돕기 위하여 한자풀이를 몇 개 해 놓았다.

戒(계): 타이르다, 주의시키다, 於(어): 어조사(~에게), 慈子(자자): 사랑하는 아들, 至月(지월): 동짓달, 下澣(하한): 하순, 應(응): 응하다, 囑(촉): 부탁하다

경영인은 어떤 결정을 내리기 전에 우선 구체적이고 충분한 정보를 확보하려고 노력해야 한다. 일을 잘 해보겠다고 생각한다면 자기와 반대되는 사람들의 말을 잘 경청하는 과정이 필수적이다.

충분한 정보를 확보하려면 경청이 제일이다. 고객의 말과 남의 말에 귀를 기울일 줄 아는 마음이 중요하다.

2014년도에는 아들을 중심으로 전 사원들이 몸과 눈과 마음을 열고 경청하여 회사를 다시 세우는 시간이 되었으면 한다.

다 나았네!

2014년 1월 8일(월요일)

2014년 1월 8일, 금년도 처음으로 고교동창들과 함께 떠나는 국내여행이 시작되었다. 나는 친구들과 여행을 오고가는 중 차 안에서 신원장과 나의 병상일기에 대한 이야기를 나눴다. 일기란 그동안 내가 어떻게 살아왔는지를 알려줄 수 있는 자료라고 했다. 내가 뇌경색으로 쓰러졌음에도 불구하고 어려움을 참고 잘 견뎌 내 준 가족과 자녀들에게 특별히 감사함과 지혜를 전달해 줄 필요가 있다고 했다.

어느 날 갑자기 발생했던 나의 사고로 인하여 내가 그대로 죽었으면 가족들과 특히, 아들과는 인수인계도 제대로 못하고 헤어질 뻔했다. 자녀들에게 나의 지혜를 전수해 줄 기회를 마련해 주기 위해 하나님께서 특별히 사랑하여 나의 삶을 다시 허락해 주었다고 생각한다.

책 속에서 지혜를 구하는 공식에 대하여 가르쳐 주고 있다. '지식은 더하고 편견은 빼고 상상력은 곱하고 공감은 나누자'고 했다. 모든 문제를 푸는 데 지혜로운 답은 책 속에 있다고 했다. 나는 자녀들에게 책을 손에서 떼지 말고 늘 책과 더불어 살면서 지혜의 보물을 찾아내기 바란다고 말했다.

나는 일 년에 몇 번 고교동창생들과 국내의 여러 곳을 둘러보는 향토탐방을 한다.

오늘은 친구들과 서산과 대산 근처의 여행지도를 보고 일정을 정했다.

마애삼존불 → 서산시(해미읍성 → 해미 천주교성당 → 정순황후생가 → 동부시장 → 안견 기념관) → 대산(삼길포구) → 남당리(새조개)

오늘의 여행 마지막 도착지는 남당리이다. 새조개를 먹기 위해 모였다. 새조개는 겨울철에 주로 생산된다. 남당리에는 새조개를 파는 식당이 모여 있다. 바닷가에 위치하고 있으며 사계절 각종 해산물이 나오지만 겨울철에 새조개가 제 맛이 난다.

작년 10월 스페인 여행을 같이 다녀온 이후 오래간만에 친구들이 한 자리에 모였다. 새조개를 먹으면서 나를 향하여 "다 나았네!" 라고 하며, 봉철이, 광조와 유일이가 동시에 이야기를 꺼냈다. 내가 많이 나았지만, 아직도 치료 차 병원에는 열심히 다니고 있다고 했다. 친구들은 이제는 말도 잘 한다고 했다.

연초가 되면 나는 사원들에게 신년사를 한다. 금년에는 신년사에서 남의 의견을 듣고 소통하며 살아가야 한다는 의미에서 아들과 사원들에게 '경청'이란 말을 주었다.

경청이란 '몸으로 듣고, 눈으로 보고, 마음으로 새겨들으라'는 뜻이 있다고 설명을 해주었다.

나의 이야기를 듣던 친구는 이제 "도사가 다 되었네" 라며 부추겨 주었다. 마치 인생을 달관하고 사는 사람 모양과 같다고 했다. "방송에나 나가라", 또 한편에서는 "TV프로에 나오는 강연 100℃ 프로그램에 출연하세요" 라며 송여사는 한 말씀을 거들었다. 성공사례 발표를 할 필요가 있다며 친구들은 격려해 주었다.

나는 그동안 박선생님을 통하여 언어치료를 받느라 많은 시간을 보냈다. 언어치료 과정을 5단계로 나누어 생각해 본다면 현재 4단계에 접어들었다고 생각한다. 아직도 공부해야 할 단계가 남아 있다.

유아기 – 단어 외우기와 말 따라하기
유·소년기 – 속담 등 간단한 문장 외우기와 말 따라하기
청소년기 – 일기쓰기를 통하여 문장 만들기와 말 따라하기
청장년기 – 사설(컬럼)을 읽고 요약하여 설명하기와 말 따라하기
성인기 – 퍼즐 게임을 통하여 단어 이어가기 및 내용 설명하기와 말 따라하기(주어진 내용을 글자 토씨 하나 틀리지 않고 집중력을 갖고 그대로 따라하기)

나는 어려서 배웠던 말을 모두 잊어버려 유아들처럼 단어 외우기부터 시작했다. 단문들을 통하여 문장의 구성 즉, 주어·목적어·동사를 공부했고, 일기를 통하여 글쓰기 공부도 했다. 그림을 통한 상황 설명과 'A foggy day'와 같이 만화로 되어 있는 그림을 통하여 인지력을 높이는 연습도 계속했다. 사설 등 칼럼을 읽고 요약해 오기와 즉석에서 읽고 설명하기를 통하여 사고력을 높이는 연습도 했다. 퍼즐의 단어 이어가기와 단어의 내용 설명하기를 통하여 어휘력을 증진시키는 연습도 했다.

아직 말 따라하기를 하고 있다. 처음보다 말 따라하기는 잘 하고 있지만 들은 말을 단번에 틀리지 않고 따라하는 법이 거의 없다. 매번 토씨 하나도 틀리지 않게 말 따라하기를 해야 하는데 그렇지가 않다.

따라한 내용의 말이 의미는 전달되었지만 말 따라하기라는 문제에서는 정답이 아니기 때문이었다. 그래서 말귀를 잘 알아들으려면 매일 남의 말을 따라하는 연습을 계속해야 한다.

조회장과의 언어연습은 매일 오후 8시 20분에 시작한다. 조회장은 어김없이 정시에 전화를 준다. 주말도 없이 하루도 빠지지 않고 공부를 시켜주고 있다. 특별히 교재가 있는 것도 아니다. 언어치료와 사고력, 기억력을 증진시켜 주시기 위하여 만든 자료들을 갖고 매일 공부시켜 주고 있다.

조회장께서 개발한 자료를 갖고 3463 1239(삼사육삼 일이삼 구) 즉, 8자리를 4개 정도 따라하기를 마친 후, 덧셈과 뺄셈 각 5 문제를 푼다. 돈 금액에 해당하는 75,367(칠만오천삼백육십칠 원) 10자리 숫자 말 따라하기 5문제까지 마치면 대략 6분에서 7분 전 후가 걸린다.

예를 들면, 조회장이 먼저 칠만오천삼백육십팔 원(75,368원)이 라는 금액의 돈을 불러주고, 내가 곧이어 따라하곤 한다. 그러나 나는 첫 번째 불러준 금액을 불러준 대로 따라하지 못하곤 했다. 10단위에 해당하는 숫자의 금액을 말로 따라하는 것은 번번이 첫 번째에는 실패하였고 두 번 정도 따라해야 겨우 성공할 정도이 다. 그리고 때로는 어떤 내용의 설명을 듣는 순간 단어의 음을 잊 어버려 단어를 글로 쓸 수가 없다. 잠시 후 잊어버렸던 단어가 생 각났을 때에는 들었던 내용들을 잊어버려 쓰고자 하는 내용을 쓸 수가 없다.

다 나았다고는 하지만 아직 갈 길이 멀다.

약으로는 니의 치료가 더는 안 된다는 건가? 시간이 약이라 할 수밖에 없는가?

모두 한마음 한 뜻으로……
2014년 2월 3일(월요일)

발병 후 나는 다시 전 사원 앞에 섰다.

2013년 7월 1일 아침 조회 때 나는 전 사원 앞에서 하나로 뭉쳐 달라며 다음과 같이 다짐하는 말을 했다.

'주식회사 하도의 임직원 여러분! 감사합니다. 2013년 1월 1일부터 각자 대표이사를 임명하여 새로운 체제를 운영하기 시작한 지 얼마 안 되어 4월 16일에 갑자기 본인의 건강으로 인하여 잠시나마 걱정과 혼란을 드려 죄송하게 생각합니다. 그동안 식구 여러분의 염려 덕택에 많이 완쾌되었으며, 임직원들은 어려운 여건 속에서도 슬기롭게 잘 대처해 주어 감사를 드립니다. 나는 오늘 하도 식구 여러분에게 새로운 하도 정신과 우리의 다짐, 회사에 나오는 목적을 소개하고자 합니다. 하도의 식구들은 모두 숙지하여 꼭 실천하여 주시기 바랍니다. 끝으로 이를 계기로 하도 식구들 모두 한마음 한 뜻으로 새롭게 옥태준 대표이사 부사장을 중심으로 뭉쳐주시길 부탁합니다. 하도 식구 여러분의 건강과 가정에 행복이 함께 하시기를 기원합니다. 감사합니다. 회장 옥평권'

아울러, 주식회사 하도의 정신을 소개했다.

'1. 장사는 장사지만 이윤추구만 하는 것이 아니고, 좋은 제품을 정성껏 만들어 고객에게 만족을 주는 장인정신.

2. 천만금이 생긴다 해도 부정이나 남에게 해가 되는 일을 하지 않고 정직하게 살아가는 정신.

3. 회사를 위하는 일이면 남의 눈치를 보지 말고 소신껏 일하라. 혹 잘못이 있을 경우 변명하지 말고 그 원인이 어디 있는지를 알고 고쳐서 전화위복이 되게 하자. 모든 일은 진실하게 성심 성의껏 소신을 가지고 일하자는 정신.

4. 젊어서 힘 있을 때 열심히 일하고 저축하여 노후에 잘 살아보려는 정신 즉, 성실하게 미래를 향해 희망을 가지고 근검 저축하는 정신.'

나에게 어려움을 주신 것은 다시 한 번 더 점검하며 쉬어서 가라는 신호로 받아들인다.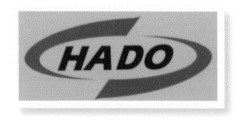

나를 뒤이어 아들이 회사의 100년 정신을 받아 이끌고 가야 한다. 나를 다시 살려준 것은 아직 할 일이 많이 남아 있기 때문이라 생각된다. 전 사원들이 나의 뜻을 받아 한마음 한 뜻으로 함께 뭉쳤으면 좋겠다. 하도 식구들의 생활을 책임 맡은 수장으로서 전 사원들이 우선 건강해야 한다.

봄날은 기어코 온다

2014년 2월 14일(화요일)

오늘은 음력 정월 보름날이다. 발렌타인데이 소식을 알리는 초콜릿 선물도 받았다.

한 해가 시작되었나 싶었는데 어느새 한 달 반이나 지났다. 하늘에서는 추운 겨울날을 그냥 보내기가 아쉬워서인지 강원도 지역에 2m의 눈이 내렸다. 겨울에 눈이 많이 내리면 풍년이 온다는 소식도 있다. 그러나 대로변이나 집 근처에도 눈이 많이 쌓여 눈을 치우는 것이 급선무다.

나는 지난 한 해 동안 병치레를 하느라 세월 가는 것도 모르고 지냈다. 봄에서 시작하여 여름과 가을을 거쳐 이 겨울까지도 병마와 싸우고 있다. 나는 지난 10개월 동안 열심히 노력한 결과 새사람이 되어 돌아왔다.

봄이 오는 꽃 소식과 함께 다시 시작할 것이다.

신문과 TV뉴스에서는 연일 러시아의 소치에서 열리는 동계올림픽 소식을 알리기에 바쁘다. 그렇지만 나는 연일 집에서 언어치료 과제를 하느라 신문과 TV를 볼 시간도 없이 바쁜 시간을 보내고 있다.

스피드스케이팅 선수인 이상화 선수가 500m에서 금메달을 땄다는 기쁜 소식과 더불어, 러시아로 귀화한 안현수 선수가 동계올림픽에서 동메달을 땄다는 소식이다. 박선생이 나에게 알려줄 때까지 나는 안현수 선수가 메달을 땄다는 사실도 모르고 있었다. 그러면서 안선수가 한국 체육계를 떠나 러시아에 귀화하게 된 사실도 알려주었다.

2월 14일(화)은 세브란스 재활병원에 정기적으로 치료차 방문하는 날이다. 김덕용 선생의 말씀에 따르면 언어치료를 받기 시작한 지도 1년 가까이 되었으므로 3월 말 또는 4월 초에 테스트를 하자고 했다. 작년 5월부터 언어치료를 했으므로 4월 초가 되면 시작한 지 거의 1년이 된다.

내가 초기에 박선생님으로부터 언어지도를 받기 전의 일이다. 나는 주변의 권유에 따라 노래방 출입을 했었다. 노래가사는 다 잊어버렸다. 그러나 가사는 읽을 수가 있으니까 노래곡조에 따라 노래는 부를 수가 있었다. 과거에 부르던 곡은 알겠다. 그러나 외웠던 가사였는데도 가사를 보지 않고는 부를 수가 없게 되었다. 나의 경우 노래방 치료는 별 도움이 되지 않을 것이라고 했다. 박선생님의 말씀에 따르면, 언어의 기능은 좌뇌가 맡고 있고, 노래하는 것은 우뇌에 따라 움직인다고 한다. 박선생님의 지도에 따라 9개월 동안 열심히 공부했다. 그동안 받은 내용을 다시 점검해 볼 시간이 되었다.

또 다시 도전해야 한다. 사람에 따라 받는 교육도 중요하겠지만 본인들의 성격이 교육 결과에 미치는 영향이 크다고 한다. 본인들이 한눈을 팔지 않고 꾸준히 치료에 임하는 태도가 정말 필요하다고 했다.

나의 경우는 특히 친구인 조회장이 본인의 일은 만사를 제쳐놓고 나에게 매일 시간을 내주어 언어치료 공부를 할 수 있도록 도움을 주었기 때문에 좋아졌다고 말해주었다. 나는 박선생님의 말을 듣고 조회장은 나의 언어치료에 은인이라고 말하였다. 박선생님께서 나에게 이야기해 주셨던 내용을 나는 조회장에게 다시 전달해 주었다.

나의 말을 들은 조회장은 내가 노력을 많이 한 덕이라고 했다. 조회장의 말에 의하면 내가 병 치료를 완벽하게 하고야 말겠다는 의지가 강했고, 인내심도 많았고, 치료를 위해 꾸준히 노력도 했고, 잔꾀도 안 부리고 열심히 하려는 의지가 강했던 것이 장점이 아니었을까? 라고 말했다. 항상 공부하는 태도가 진지했고, 성격도 평소에 온화했으며, 말은 예전부터 많지 않았다. 그리고 '인내심을 갖고 하면 된다'는 신념을 갖고 노력하였으며, 하려는 의지도 강하다고 했다.

조회장과 나는 사람들과 만나는 시간도 자제하면서 열심히 했다. 처음 언어치료를 시작했을 때에는 유아들이 말을 배우듯이 공부를 했다. 조회장과 나는 매일 신문을 읽었다. 경제기사를 포함하여, 사설, 교양 칼럼 등을 매일 읽었다.

조회장의 말에 의하면 나와 같은 사람을 안 만났으면 본인도 노력하지 않았을 것이라고 했다.

매일 읽는 기사들이었지만 그동안 많이 읽어서 그런지 요즈음 신문을 읽을 때 보면 한 가지 좋아진 것이 있다고 전해주었다. 언제인가부터 문장을 읽을 때에는 단문으로 알기 쉽게 간략하게 끊어서 읽기 시작했단다. 그러면서 또박또박 신문내용을 알기 쉽게 띄어 가면서 정상적으로 읽기 시작했다고 칭찬해 주었다.

고진감래(苦盡甘來)라는 이야기가 나올 정도로 열심히 했다. 나도 기분이 좋고 가족들도 기뻐하게 되었다.

다시 봄이 오고 있다.

늙어가는 과정

2014년 2월 19일(일요일)

    최근에 장모님은 순천향병원에서 골절수술을 마친 후 거동이 불편하여 당분간 노인요양병원에 입원중이시다. 91세 된 노인이라 노인들만 모여 있는 병원에 모셨다. 대부분의 환자들은 누워 있는 환자다. 설사 거동이 가능하여 걸어다니는 환자들도 말귀를 못 알아듣는 치매환자가 대부분이다.

    장모님께서는, 당신은 비록 다리가 부러져 침대에 누워 있지만 옆 침대에 누워 있는 사람들보다는 행복하다고 말씀을 하신다. 자존심이 강하신 분이시다. 나는 생각하시는 것 자체가 현실적이며 긍정적으로 생각을 하시고 있으므로, 정신적으로 아직은 장모님이 건강한 생활을 하고 있어서 다행이라 생각한다.

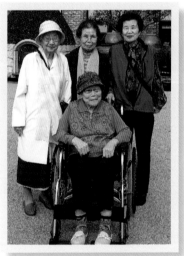

자신의 형제, 올케와 함께한 장모님.

    이모님은 최근에 건망증이 심하시다. 장모님은 동생의 늙어가는 모습을 보며 안쓰럽다고 말씀하신다. 사람은 늙어갈 뿐이다. 늙어가는 것은 당연한 것이다. 단지, 내가 사회에 적응하며 순응하며 살아가는 자세가 중요하다.

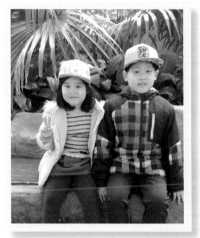
손녀 지현과 손주 승현

나의 손녀인 지현이가 일곱 살이 되면서 앞니가 빠졌다. 어린애가 이가 빠지는 것은 새로 갈고 새로운 인생을 살아가기 위한 준비 과정일 뿐이다. 어린애가 이가 빠지는 것은 당연한 일이다. 이가 빠지는 것은 소망을 주는 기쁜 소식일 뿐이다. 어린애가 이가 빠졌다고 걱정하는 사람은 없다. 물론 다쳐서 이를 뺄 수는 있다. 그러나 어린애들에게는 항상 희망이 있을 뿐이다.

그런데, 늙으면 빠진 치아가 다시 생기지는 않는다. 살아가면서 빠지는 치아수가 늘어만 갈 뿐이다. 치아를 잘 관리해야 오랫동안 건강하게 살 수가 있다. 시간에 비례하여 빠지는 치아수가 늘어나는 것은 맞지만 잘 관리하면 오랫동안 살아갈 수가 있다. 치아가 빠지면 먹을 수가 없게 된다. 먹지 못하면 살아갈 수 없다. 사람은 먹는 것으로 건강을 유지하고 있다. 치아가 빠진다는 것은 늙어가는 과정이며 죽음의 시간이 가까이 오고 있다는 것이다. 일본 속담에 건상을 잃어가는 과정은 사람의 차이는 있겠지만 '하(치아)' → '메(눈)' → '이(귀)' 순으로 신체의 변화를 느끼기 시작한다고 한다.

사람은 삶을 잘 마치고 다음 세대에 지혜를 넘겨줄 줄 알아야 한다. 세상에 태어나서 나는 그동안 무엇을 하고 살았는지 한 번쯤은 반성해 볼 일이다. 사람들은 '먹다 - 살다 - 갔다' 라고 간단히 정의할 수도 있다.

구정 날 손주들을 포함하여 온 식구들과 함께 아침식사를 했다. 나는 온 가족의 건강을 지켜달라고 간절히 기도했다. 그리고 내가 살아 있는 동안 목표를 정하고 열심히 달려가야 한다고 기도했다. 내가 살아 있으므로 인해서 세상 사람들이 '좋았고 행복했어' 라는 말을 할 수 있도록 하게 해달라고 기도했다. 내가 기도를 마치자마자 손주는 "할아버지의 기도가 너무 길어서 자는 줄 알았어요." 라고 했다.

인간의 삶이란 대개 거창하지 않다. 어떤 인간에게는 그동안 일궈 놓았던 일들이 사사로운 일일 수도 있다. 그러나 우리는 매일의 신앙생활에서 개인과 가정과 사회를 위해 늘 기도하며 살아가고 있다.

이시돌목장의 이사장으로 계신 페트릭 제임스 맥그린치 신부님이 가장 좋아하는 성경구절인 시편 118편 23절에서 '그것은 주님이 하신 일이고 정말로 기적이다' 라고 말씀하신 것처럼 우리는 기적 속에서 살고 있다.

장모님과 이모님도 그동안 자녀들을 위해, 남편을 위해 뒷바라지하느라 고생을 많이 하셨다. 인생은 그저 늙어만 가고 있다. 그리고 자녀들이 건강히 잘 커 주었고, 자녀들이 옆에 있어 주어 감사할 뿐이다. 아울러, 계속 사회에 필요한 사람으로 남아 있어 주기를 바랄 뿐이다.

처음 일기 쓰기를 시작한 날
2014년 2월 28일(금요일)

나는 2013년 4월 16일 발병 후 5월 초부터 언어치료를 시작했다. 처음 한 달 동안은 매일 단어 외우기와 말 따라하기를 하면서 언어훈련을 했다. 그 후 30일이 지난 후 일기쓰기를 시작했다.

내가 일기쓰기를 처음 시작한 날이었다.

박선생과 아내는 내가 쓴 일기를 읽고 얼마나 감동을 받았었는지 감탄해 마지않았었다고 한다. 공부를 시작한 지 며칠이 안 되어 단어 한두 개를 겨우 알고 있었을 때이다. 짧은 문장도 한두

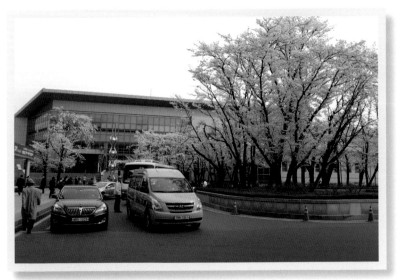

언어치료를 위해 처음 만난 세브란스 병원의 봄날 벚꽃.

개 더듬더듬거리며 만들 때였다. 그런 과정에 일기를 쓰다니 상상만 해도 신기했었다고 한다. 얼마나 놀라운 일이었겠는가? 기적이 따로 없었다.

기적이 일어난 것이다.

박선생과 아내는 나의 첫 일기의 주제는 병상에 관한 내용을 주제로 하여 쓰지 않았을까 라고 생각했었다고 한다. 그런데 일기의 내용은 벚꽃이 피는 이야기로 시작했다. 우리에게 희망을 주는 주제로 글을 써 주어 감탄했었다고 한다.

박선생과 아내는 나의 일기를 통하여 새 생명을 얻은 기적의 기쁨을 하나님께 감사드렸었다고 한다. 내가 발병한 이후 오늘날까지 병원에 가는 날에는 늘 아내가 내 옆에서 동행해 주고 있다.

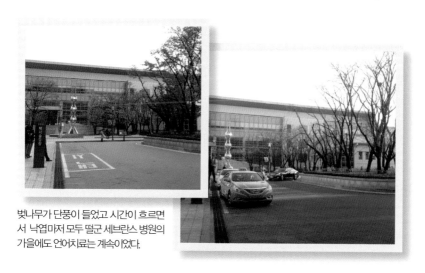

벚나무가 단풍이 들었고 시간이 흐르면서 낙엽마저 모두 떨군 세브란스 병원의 가을에도 언어치료는 계속이었다.

11개월 만에 재검사하는 날

2014년 3월 15일(토요일)

길병원의 신경과 선생님은 나에게 그동안 진료가 잘 됐다고 말해주었다. 그러면서 물을 잘 마시고, 제 시간에 약을 빠뜨리지 말고 먹고, 정기적으로 운동하며 체력관리만 잘 해주면 문제가 될 것이 없다고 말했다.

2013년 4월 16일에 내가 발병된 후 11개월(2014년 3월 5일) 만에 그동안 치료는 잘 되었는지를 알아보기 위한 기억력 테스트와 MRI 검사를 실시했다.

기억력 테스트는 짧은 시간에 끝났다.

집 주소와 이름, 그리고 생년월일과 집 전화번호를 묻는 질문이었다. 하나도 빠짐없이 틀리지 않게 답을 했다. 작년에 병원에 처음 도착했을 때에는 하나도 제대로 답변을 하지 못했었다.

그리고 이어서, '기관차, 필통, 개나리' 3가지를 기억해 놓으라고 했다. 나중에 묻겠다고 했다. 그 말이 있은 후, '60에서 6을 빼면 얼마가 되지요? 54입니다. 그리고 또 6을 빼면요? 48입니다. 또 빼면요? 42입니다. 또 빼면요? 36입니다. 또 빼면요?' 라고 하면서 계속 6씩 빼 나갔다. 묻는 계산에 틀리지 않고 답변하다가 숫자의 중간에서 질문을 멈추었다. 그런 다음에 20에서 2씩 빼서 답이 0이 나올 때까지 계속 빼라는 것이 문제였다. 이것도 아무 문제없이 즉시 잘 했다.

이어서 말 따라하기였다. 말을 잘 따라하는지를 알아보는 문제였다. "소 잃고 외양간 고치기"를 따라하라는 것이었다. "소 잃고 외양간 고치기"는 내가 세브란스 재활병원에서 언어치료 공부를 할 때 말 따라하기를 하면서 열심히 외웠던 문장이었다. 짧은 한 문장이었지만 말이 잘 외워지지 않아서, 몇 시간에 걸쳐 외웠던 기억이 난다. 즉시 나는 말 따라하기를 했다. 말 따라하기는 더 하지 않아도 되겠다고 생각이 되었는지 더 이상 말 따라하기를 하지 않았다.

그런데 문제는 이제부터 생겼다. 조금 전까지만 해도 나는 질문에 답을 잘 했었다. 기억력 테스트를 하는 선생님이 "처음에 제시해 주었던 3가지는 무엇이었지요?" 라고 갑자기 물었다. 나는 방금까지만 해도 기억력 테스트하는 선생님의 지시에 따라 답변하기에 바쁜 나머지 처음 시작 전에 기억해 놓으라고 했었던 것을 기억하지 못하고 있었다. 앞이 깜깜했다. 생각이 안 났다. 아무리 생각해 봐도 3개 중에 하나도 기억이 안 났다. '기관차, 필통, 개나리' 3개를 답하는 것을 잊어버렸으니 시험은 빵점이었다.

테스트를 하는 선생님은 나에게 대답을 잘 해주었다고 이야기를 했고, 이어서 기억력 테스트를 마쳤다. 테스트는 끝났지만 나는 개운치가 않았다. 끝난 후 테스트 선생님께 하셨던 질문 3가지가 무엇이었는지 다시 물어 메모를 해 놓았다. 나에게는 평생 동안 잊지 못할 3가지 단어가 되고 말았다.

'기관차, 필통, 개나리…….'

길병원의 신선생님은 나의 기억력 테스트에 관한 결과에 대하여서는 어떠한 코멘트도 없었다. 뇌를 찍은 MRI 사진을 보여주었다. 머리에 올라가는 동맥이 2개가 있는데 왼쪽 뇌 쪽에서 올라가는 동맥이 혈전으로 막혔었다면서 막혔던 곳의 위치를 가르쳐 주었다. 치료는 잘 되었다고 했다. 아울러, 머리의 왼쪽 뇌는 언어의 기억력과 말을 관장하는 곳인데 처음에 사진을 찍었을 때와 큰 차이가 없다고 했다.

나는 기억력을 증진시키는 방법은 없느냐고 물어보았다. 그리고 말 따라하기의 속도가 늦다고 이야기했고, 말하고자 하는 철자가 빨리 생각이 안 날 때가 있다고 했다.

특히, 철자, 토씨가 자주 틀리며 문장을 애매하게 표현할 때가 있다고 했다. 기억력을 증진시키는 방법으로 약의 강도를 높이면 도움이 되겠는지를 물었다.

　신선생님은 약의 강도는 더 높일 필요는 없고 앞으로 건강 관리 하는 데 3가지 점에 주의해 줄 것을 당부해 주었다.
　'물을 자주 마시고, 약을 잘 먹고, 운동을 꾸준히 하기' 였다.
　나는 건강을 다시 잃지 말고 살아야 된다고 다짐을 했다.

　최근에 친구로부터 격려의 이메일을 받았다.

　"건강을 잃으면 다 잃는다고 했는데 점차 회복되고 계시다니 다행이고 행복입니다. 이제 덤이라고 생각하시고 즐겁게 행복하게 살아가야겠습니다."

2014년 3월 5일 ㈜대학신문 대표이사 홍남석

　그래요, 덤으로 준 인생, 감사와 사랑을 베풀며, 용기를 잃지 말고 살아봅시다.
　오늘도 나는 식탁에서 '하나님의 영광을 위해, 올바른 지도자가 되기 위해, 지혜로운 삶을 위해' 기도하고 있다.

나의 영업정신 "황금율"

2014년 3월 15일(토요일)

1983년에 본격적으로 영업을 시작했을 때였다. 영업을 시작하고 얼마 지나지 않아 나름대로의 영업철학이 있어야 되겠다고 생각했다. 영업사원으로서 갖추어야 할 덕목을 정하기로 했다. 하루 이틀 그때그때 땜질하며 살아갈 수는 없다고 생각했다. 나와 회사 그리고 주주들과 고객들도 만족시켜 줄 목표를 정하고 행동해야 한다는 생각이 들기 시작했다.

이러한 생각으로 몇 가지 실천 행동요령을 만들었다.

그 당시에 만든 생각들을 모아 영업사원들에게 그때마다 읽게 하여 주식회사 하도만의 정신을 가르쳤다.

나는 그 이름을 ㈜하도의 '황금율' 이라 칭했다.

- 판매시장은 넓고, 수요는 크다. 단, 네가 하기에 달려 있다.
- 영업은 예술가의 예술작품과 같다. 좋은 예술작품을 만들어라. (계약 성공, 인간관계)
- 책에서 보물을 찾아라. 책 속에는 보물이 꽉 찼다.
- 항상 남을 편하게 해 줘라.
- 목표를 설정하고 그 달성을 위해 부단한 노력을 경주해라.

- 신념을 갖고 꾸준히 진행하라.
- 헝그리 정신을 갖고 평생 살아라. (일, 공부,……)
- 수금은 하루의 오후, 그 달의 하반기에 전화하여 확인해라.
- 전화를 걸 때는 명랑하게 대화하고, 끊을 때는 상대방이 먼저 전화를 끊은 다음에 살짝 놓아라.
- 일을 준 사람에게 항상 고마움을 갖고, 표현하고, 보답해라.
- 고객은 왕이 아니라, 하나님이라고 생각해라.
- 기다리는 것은 좋은 것이다. 그러나 최선을 다해 놓고 기다려라.
- 뜨거울 때 먹어 치워라. 식어서 먹기 좋아지면 너 아니라도 먹을 사람이 많아진다.
- 매사 일은 뜨겁게 하라. 식으면 시들어 말라 버리고 나중에는 썩어 버린다.
- 복장은 항상 깨끗하게 해라.
- 항상 제일이 되겠다는 생각을 가져라.
- 사람을 많이 만나라. 그리고 상대편에게서 무엇인가 하나라도 배우고 물러나라.
- 영업하는 사람은 출근할 때 간장을 집에 두고 와라.
- 주위의 사람이 있기 때문에 내가 있는 것이므로 항상 주위 사람에게 감사하는 마음을 갖도록 해라.

1983년 5월 ㈜하도MTC 상무 오평권

나의 독서에 대하여

2014년 3월 17일(월요일)

나는 4학년이 될 때까지 동화책이라고는 읽어본 적이 없었다.

국민학교 4학년 여름방학 때였다. 동두천 동성교회에 담임목사로 아버님이 시무하고 있을 때였다. 서울 대학병원에서 근무하시던 이모님께서 우리집으로 휴가차 놀러오셨다. 다녀가시고 난 후 나에게는 잊지 못할 귀중한 하나의 책을 선물로 주셨다. 나는 난생 처음으로 책 선물을 받았다. 그때 주셨던 책은 월간지인『학원』이었다. 학원지에 실려 있었던 기사들도 재미있었지만, 특히《얄개전》만화를 재미있게 읽었다. 이모님께서는 매월 책을 보내

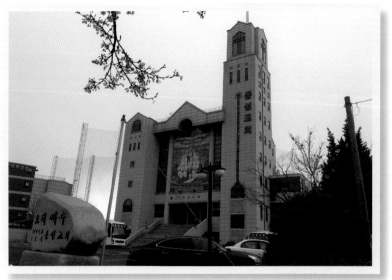

동두천 동성교회(2014년 전경)

주기로 약속을 해 주셨다. 문맹인인 나에게 책과 더불어 공부할 수 있는 기회를 주심에 감사드렸다. 추후에 단행본으로 나온 《얄개전》은, 내가 읽은 책 같은 책으로는 처음이었다. 나는 국민학교 6학년 때 《얄개전》을 읽었다. 책과 함께 할 수 있었던 기회가 없었던 때였고, 더군다나 《얄개전》과 같은 재미있는 책을 읽을 기회는 적은 시절이었다. 얼마나 재미있게 읽었는지 단숨에 읽어 내려갔다. 그리고 나서 본격적으로 책을 읽기 시작했다. 지금 생각해 보면 책을 살 돈도 없었지만 좋아하는 책의 선정, 독서, 인생의 진로를 결정하는 교육으로까지 이어지는 지도가 필요했다. 좋은 부모님이든 좋은 선생님이든 좋은 만남이 필요하다.

그 당시의 나에게 독서는 개인이 성장할 수 있는 좋은 습관이었으며, 책은 지혜를 얻을 수 있는 보고였다.

그 후 내가 고등학교 1학년 때, 내가 좋아하는 책을 찾아가며 읽기를 시작했다. 우선 슈바이처 박사의 책을 읽기 시작했다. 책을 통하여 '박애정신'이 내 인생의 길을 열어주었다. 나는 아프리카까지 가지는 못했지만 산업 선교는 절실하다고 생각한 적이 있다. 책 속에서 다이아몬드, 진주를 찾는 기분으로 책 속에서 나의 삶을 찾아가고자 나는 책을 읽고 또 읽었다.

직장생활을 하는 동안에 특히 출장을 다니면서 많은 책을 읽었다. 옛날에는 휴대 전화기도 없었기 때문에 출장을 갈 때에는 누구와도 연락을 안 해도 되니 상시간 책을 읽을 시간이 주어졌다. 서울에서 여수까지 또는 울산까지 출장 가는 시간은 대략 5~6시간이 걸렸다. 그 당시에 《대망》이라는 10권으로 되어 있는 번역된 책도 읽었다. 책 속에서 오다 노부나카는 용장으로 진짜 사나이 기질을 가르쳐 주었고, 토요토미 히데요시는 지장으로 눈치 빠르게 대처하는 요령을 가르쳐 주었다. 도쿠가와 이에야스는 덕장으로 참고 견디며 인내하는 것을 가르쳐 주었다. 독서는 회사를 경영하는 데에도 많은 도움을 주었다. 사원들에게도 책을 많이 읽게 하려고 노력했다. 나는 독서의 중요성을 알기에 사원들이 책을 읽으면 책값은 회사에서 지불해 주었다.

나는 책 속에서 나와 다른 사고를 갖고 있는 사람, 생각을 달리하는 사람을 만나면서 성장했다. 남을 이해하며, 남들도 나와 같은 사람이라는 것을 잊지 말고 더불어 사는 사회를 만들 필요가 있다. 본인 스스로 올바르게 사는 삶은 좋은 일인데, 내가 사회에 나가서 실천하며, 그 조정 역할까지 할 수 있었으면 한다. 남과 함께 더불어 살아가는 세상이다. 다소 불평불만이 있더라도 평화로운 사회를 구축하는 데에는 용기를 잃지 말아야 할 일이다. 해는 아직도 중천에 떠 있으며, 내일도 아침에 새 날이 밝아올 것이다.
　해는 다시 솟아올라요.

나의 사명선언서

2014년 3월 17일(월요일)

2006년 7월 11일자로 나 자신과 사원들이 사명선언서를 발표했다. 지도자 교육프로그램인 LMI 교육을 함께 받았던 간부사원들 앞에서 내가 살아가야 할 이정표를 선언했다. 나의 존재의 이유, 살아야 할 이유, 해야 할 의무, 도전해야 할 이유 등을 명시했다. 물은 고여 있으면 썩어 버린다. 흐르는 물은 바위를 만나면 헤쳐 나가야 하고 협곡과 어떤 장애물이 나오더라도 뚫고 나가야 한다. 미래의 주인은 준비하는 자임을 명심해야 한다. 나 혼자만 잘 살아도 안 된다. 나의 가족과 기업 그리고 사원들의 가족들은 물론 함께 하는 고객들의 사업도 성공할 수 있도록 책임을 지고 일을 해야 한다는 내용이었다.

개인용

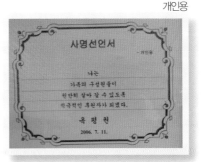

사명선언서를 발표함으로써 더욱 책임감을 느꼈다.

내가 하는 일은 내 개인의 일이자 더불어 사는 주위의 사람들에게 도움을 주는 일이 되어야 한다고 생각한다. 사회가 필요로 하는 사람으로 살아가자.

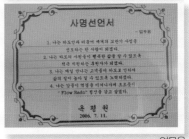

업무용

사랑과 정성으로 이루어진 기적
- 투병 지원기 -

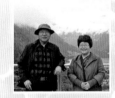
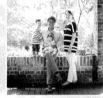
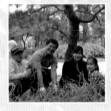
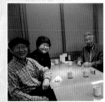

단거리 여행

2013년 4월 16일 아침의 외침

무한 노력으로 보여주신 도전과 희망을 거름삼아……

희망을 위한 1년을 회고하며……

오가와[小川浩平] 박사 이야기

끊임없이 보내주는 오쿠쇼지 이시츠카[石塚民夫] 상의 사랑

(주)사쿠라제작소의 이노우에[井上理文] 사장

이와모토[岩本宗] 사장

시라이[白井節] 상

마츠바라[松原澈行] 사장

(주)사타케 화학기계공업 니시오카[西岡光利] 사장

단거리 여행

김정애

　　여행을 하다 보면 가끔 절벽 끝 큰 바위 위에 분재처럼 기묘하게 자리잡고 서 있는 소나무를 볼 때가 있다. 많은 이들에게 염려와 감동을 주면서……

　　2013년 4월 16일 이후 1년이 되어오는 지금까지 우리 부부에게 닥쳐온 삶을 되돌아보니 언뜻 이름 모를 산속에서 언젠가 보았던 그 소나무가 떠오른다. 2013년 봄은 이미 4월 중순이 되었지만 꽃샘추위로 아침 최저기온이 영하권에 머물고 있어서 벚꽃이 예년보다 일주일 정도 늦게 피겠다는 일기예보가 우리 모두를 움츠리게 하고 있었다.

　　사고 당일 아침에도 남편은 쌀쌀한 새벽, 일찍 출근 준비를 서두르고 식사 직후 평상시와 다름없이 정상적으로 출근을 하였는데 회사에 도착하면서 갑자기 쓰러졌다고 한다. 다행히 곁에 있던 직원이 부축하여 타박상 없이 구급차로 인천 길병원 응급실로 직

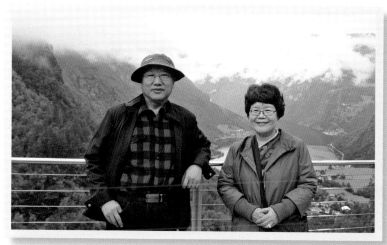

노르웨이 게이라에르 피오르드.

행하여 30분 만에 응급처치가 되어 천만다행이었다.

연락을 받고 급히 병원에 도착해서 만난 내 눈앞의 남편은 전신에 여러 개의 호스 줄과 산소 호흡기를 꽂고 있었지만 내 목소리를 알아듣는 것 같아 일단 안심은 했다. 목숨이 살아 있다는 것이 너무 감사했다. 병명은 왼쪽 뇌혈관이 막혀서 생긴 뇌경색이었다. 그러나 드라마에서나 가끔 보던 장면이 내게 일어났다는 것이 생소하고 실감이 나지 않았다. 이런 상황에서 배우들은 소리 지르고, 울고, 기절하던데 나는 왜 이리 덤덤하고 먹먹한지 야속하기까지 했다. 그러면서도 새벽에 건강하게 출근했던 남편이 환자복을 입고 말없이 눈감고 누워 있으니 너무 낯설고 타인처럼 느껴지고 금방이라도 벌떡 일어나 깜짝 놀라게 해 줄 것 같은 착각도 들었다. 다행히 발바닥, 손바닥의 감각은 살아 있어 운동신경은 괜찮은 것 같았다.

의료진들은 수시로 회진하며 남편에게 "이름이 뭐예요?", "여기가 어디예요?"를 큰 소리로 계속 물었다. 그러나 남편은 알아들었는지 못 알아들었는지 묵묵부답으로 무반응이었다.

그런데 오후 4시경 담당의사가 또 회진하면서 "이름이 뭐예요?"라고 질문하자 남편은 드디어 입을 열었다. "그런데 나는요, 지금까지 열심히 일만 하다 왔어요." 라고 소리치는 게 아닌가! 그 소리를 들은 나는 한동안 마음이 아팠다. 정말 남편은 앞만 보고 밤낮으로 열심히 일만 해왔기 때문이다. 그러고는 잠시 후에 계속 알아들을 수 없는 이상한 단어로 마치 방언 같은 것을 10분 정도 쏟아내더니 조용해졌다. 이것은 나중에 알게 된 현상이지만 언어 신경 속 단어가 모두 흩어져 없어지는 것으로 그 이후 남편은 모국어인 한국어를 모두 잊어버리고 말았다.

뇌 사진을 보니 언어 담당 부분인 왼쪽 앞부분이 하얗게 손상되어 마치 외국인이 한국에 와서 사는 것처럼 한국어를 알아듣지도, 말할 줄도 모르게 되었다. 이 사실을 내가 안 것은 입원한 지 일주일이 훨씬 지나서였다. 왜냐하면 나하고는 의사소통이 그런대로 불편함 없이 잘 되고 있었는데 아침마다 의사선생님이 회진하면서 "환자분! 이름이 뭐예요? 여기가 어디예요? 왼팔 들어봐요?" 등등 몇 가지 간단한 질문을 하는데 말귀를 못 알아듣고

"몰라요, 몰라요."로만 민망한 듯이 답하고 있었기 때문이다.

난 답답해서 의사에게 물었다. "환자가 TV도 보고 신문도 보는데 왜 대답을 못합니까?" 라고 물으니 "TV도 신문도 그 내용을 모르면서 그냥 보고 있는 것입니다." 라는 대답에 난 기가 막혀 주저앉을 뻔했다.

"그럼 남편이 백치가 된 건가요?" 라고 묻자 "아니오, 아니예요. 판단력, 기억력, 글씨 인식 등 모든 것은 정상인데 언어만 이상이 온 거예요." 라는 답변에 난 다시 힘이 났다. 희망이 보였다. 그렇다면 내가 꼭 회복시켜 정상으로 만들겠다고 다짐했다.

그때부터 갓난아기가 엄마 말을 알아듣고 따라 말하듯이 남편에게 간단한 일상단어부터 익히게 해야겠기에 사물의 이름들을 분류별로 적고 그리면서 자연스럽게 익히게 했다.

열흘 동안의 병상생활을 끝내고 집으로 돌아온 후 본격적으로 언어 재활 훈련과 산책을 하면서 주변의 꽃 이름, 인체 명칭, 음식 이름, 가구 이름, 그릇 이름, 동·식물, 인칭, 시간, 구구단, 동요, 애국가, 동네 이름, 무지개 색깔 등등 명칭이 있는 것은 수없이 반복해 주었다. 이 훈련을 신속하게 서둘러야 하는 이유는 사람의 뇌 신경은 6개월 안에 늦어도 1년 안에 정상으로 해 놓지 않으면 그 이후는 회복속도가 너무 느리다는 의사선생님의 충고였기에 우리 부부는 쉴 새 없이 노력해야만 했다.

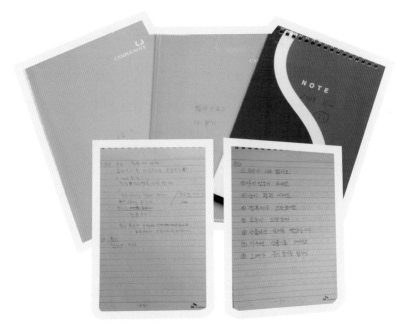

세브란스 재활병원 언어치료실에서 치료를 받으며 과제중 하나인 일기쓰기 노트들.

다행히 퇴원 후 1주일 지나서 세브란스 병원에서 언어 재활을 전문적으로 훈련 받게 되었다. 하루 40분씩 일주일에 나흘을 훈련 받는데 학습교재도 다양하고 효율적이고 능률적으로 전문 치료를 받았다. 명사, 동사, 형용사, 부사 익히기와 간단한 문장 따라 말하기, 기사 내용을 읽고 요점 말하기 등등 아주 과학적이고 세밀한 과정을 거치면서 남편의 어휘력은 쑥쑥 향상되었다.

물론 말귀를 잘 이해하지 못하고 말을 어눌하게 더듬을 때는 곁에서 지켜보는 나로서는 안타까울 때도 많았다. 다행히도 환자의 성격이 늘 긍정적이고 감사한 마음으로 꽉 차 있어서 자신의 처지를 한탄하지 않아 회복 속도가 빠르다고 언어선생님은 늘 칭찬해 주셨다. 대개 이런 환자들 중에는 의사나 기자, 교수 등 엘리트들이 스트레스로 인해 겪는 경우가 많다고 한다.

뇌졸중으로 한순간에 언어 장애가 오면 본인의 답답함을 폭력, 자해 등으로 분노를 표출하는 경우가 흔하다고 한다. 나도 옆에서 보니 충분히 그런 행동이 나오리라 이해가 가는데 남편은 잘 참고 견뎌내고 있어 감사하고 있다.

언어공부 시간에는 보호자인 내가 꼭 동행하는데 그날 공부한 내용을 집에 와서 복습하는 것이 효과적이라서 나는 꼭 옆에서 참석하고 있다.

수업 중에 가끔은 카드에 그려져 있는 명칭을 말할 때 기억이 잘 안 나는 것을 겨우 생각해서 답을 하는데, 이마를 '마빡', 치아를 '이빨', 넘어지다를 '자빠지다', 젓가락을 '와리바시', 초인종을 '요비링'이라고 점잖은 남편의 입에서 속어와 일어로 힘겹게 답할 때는 나와 언어선생님은 순간적으로 참지 못하고 폭소를 터뜨리기도 했다. 환자 앞에서 이런 행위는 절대로 해서는 안 되는 것이지만 말이다.

언어재활을 시작한 지 한 달이 다가오자 아직은 힘들지만 일기를 짧게라도 쓰기 시작하면 사고력, 표현력, 어휘력 등이 많이 향상되니 좋을 듯하다는 선생님의 지시에 남편은 그날부터 일기를 쓰기 시작했다. 아직 명사와 동사도 어설프게 알고 있는데 걱성이 되었다. 그리고 일기는 사생활 기록이라 난 몰래 보고 싶지는 않았기에 관심도 갖지 않았다.

그런데 첫 번째 일기내용이 공부시간에 남편의 입에서 읽혀졌다. 박선생님과 나는 깜짝 놀랐다. 짧은 문장이었지만 너무 감동적이었다. 그 너덧 줄의 문장을 쓰는 데 4시간 가까이 걸렸단다. 눈물이 핑 돌았다. 매우 아름다운 글이었다. 그 절벽 바위 밑의 끝이 보이지 않는 낭떠러지부터 높이 솟은 바위 위의 소나무 위로 오색무지개가 뜨는 순간이었다.

드디어 희망이 보이기 시작한 것이다. '시작이 반'이라고, 남편은 해내고 있는 것이다. 너무 고맙고 자랑스러웠다. 그날 이후로 오늘까지 꾸준히 쉬지 않고 대입시생처럼 치열하게 노력하면서 흩어지고 지워진 언어들을 찾아내고 익히고 있는 남편에게 큰 박수를 보낸다.

이 일기는 세련되지도, 매끄럽지도 않은 문장들이지만 한 문장 한 문장이 표현되기까지 환자의 땀과 노력이 절절히 녹아진 단어들이라 생각하면서 투병기로 읽어주시면 감사하겠다.

또 하나, 인간의 뇌는 아주 신비롭다는 것을 깨달았다. 그것은 어릴 때 익힌 모국어 신경 라인과 어느 정도 성장해서 익힌 외국어 신경 라인이 따로 있다는 것이다. 남편은 모국어 라인은 망가졌으나 외국어인 일어는 의사소통이 가능하다. 얼마나 신기한가! 꼭 컴퓨터 칩과 같은 원리이다. 또 망가진 뇌신경세포 주변의 신경들이 서로 힘을 합해서 망가진 세포 대신 모국어를 찾아주고 있다. 하나님의 섭리가 너무나 감사하고 신비할 뿐이다.

또 주위의 고마운 분들이 어쩜 이리 많은지 새삼 다시 한 번 느낀다. 천사들이란 하늘에 있는 날개 있는 분들만이 아니라 조창수 회장님을 비롯해 우리 곁에 가까이 계신 이웃들과 친지들이 모두 날개 없는 천사들이었다는 것을 이번 일을 겪은 우리 가족들에게는 진심 어린 감사의 솔직한 고백이다.

이 일기를 읽는 모든 분들께 진정한 감사를 드린다. 이제 남편은 98% 언어 재활에 성공했다.

2014년 3월 1일

2013년 4월 16일 아침의 외침

— 아버지의 병상일기 출간을 앞두고 그날을 회고하다 —
옥태준

2013년 4월 16일 화요일 아침 7시, 나는 여느 때와 다름없이 회사로 향했다. 2동 1층 수퍼바이저실에서 있는 중국어 수업이 끝날 무렵, 아버지께서 평소처럼 테스트 탱크 옆을 지나가셔서 가볍게 목례로 인사를 드렸다. 그즈음 아버지는 7시 45분경에 도착하셔서 공장을 둘러보시고 사무실로 올라가셨다. 중국어 선생님께 수업 마무리 인사를 드리고 고개를 돌리는 순간 이광호 계장님이 2동 1층 현장 출입문을 여시더니 큰소리로 "부사장님, 빨리 이리 오세요! 회장님이 쓰러지셨어요." 라고 하며 다급하게 나를 부르셨다.

아버지는 몸이 뻣뻣하게 일 자로 된 채 이광호 계장님에게 몸을 기대고 계셨다. 나를 향한 눈빛은 뭔가 화가 나신 듯했고 입은 침이 흐르고 말문이 막힌 듯한 표정을 지으셨다. 이광호 계장님과 나는 굳어가는 아버지 몸을 조금이라도 부드럽게 하기 위해서

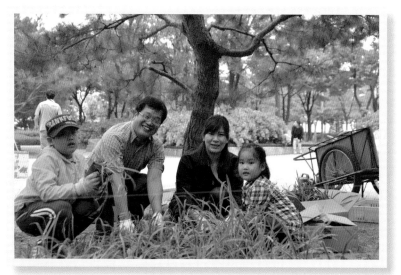
왼쪽부터 손주 승현, 아들, 며느리, 손녀 지현

팔·다리를 주물러 드리면서 아버지에게 괜찮으신지를 여쭈었지
만 아무런 말씀이 없으셨다.

　나는 이 상태로 그대로 있어서는 안 되겠다는 생각이 들었다.
경황 중에 어떻게 휴대폰을 꺼냈는지 모르겠지만 119에 신고했
다. 현재 위치와 지금 상황을 설명했다. 또 2동 3층 회의실에서 일
본어 수업을 듣고 있을 경영지원부 이규복 본부장에게 전화해서
1층으로 빨리 내려오도록 했다. 3층 사무실에 있던 대여섯 명의
하도 식구들도 함께 신속하게 뛰어왔다.

　다함께 회장님의 뻣뻣해진 몸을 들기 위해서 몸을 의자에 앉혀
드리고 따뜻한 수퍼비이지실로 회장님을 옮겼다. 회장님의 표정
은 마치 '아침부터 왜 이렇게 소란이야'. 라고 말하시는 듯했다.

나도 답답했다.

"말씀 좀 해보세요. 방금 전까지도 괜찮으셨지 않습니까?"

이때 마침 119 구급대가 도착해서 바로 구급차로 옮겼다. 소방서가 바로 회사 인근에 있어서 신고 5분 내에 와주었다는 게 너무나 감사했다.

"어느 병원으로 모실까요?"

구급대원이 물었다.

정기검진을 받아오셨던 현대아산병원으로 갈까? 아니면 회사 근처 가까운 데가 괜찮을까 라는 순간적인 판단이 필요했다. 아버지의 상태를 보면 현대아산병원까지 갈 몸 상태는 아니었다. 박영희 차장이 "회장님이 CEO 모임에 참가하시는 가천 길병원이 가깝고 좋겠어요." 라고 제안했다. 감사했다. 이규복 본부장과 나는 구급차에 회장님을 모시고 출발했다. 구급대원이 아버지에게 이름을 물었지만 아버지는 그저 괜찮다는 반응이셨다. 질문 내용과는 다른 답변이 나오기에 나 또한 답답했다.

어머니께 전화했다. 아버지께서 오늘 아침식사로 무엇을 드셨는지 여쭈었다. 평소와 같은 밥과 반찬이었다. 다시 전화를 드리고 아버지가 쓰러지셨고 병원으로 이동 중이라고 말씀을 드렸다. 댁에 계신 어머니와 외할머니가 소식을 듣고 졸도하실까 봐 첫 마디를 꺼내기가 너무나 어려웠다. 아내에게도 문자메시지를 보냈다.

'아버지가 쓰러지셨어요. 공장 돌아보시다가 갑자기 주저앉으셨고 구급차로 병원 이동 중. 길병원.'

아내로부터 어머니와 함께 병원으로 오겠다고 회신이 왔다. 감사했다. 나는 내 마음이 약해질까 두려웠고 마음을 단단히 먹어야겠다고 생각했다. 가족들에게 힘이 되고 싶었다. 그래서 아내에게 또 문자를 보냈다.

'행여라도 울지 마세요.'

구급차는 교통체증에도 불구하고 8시 25분경 가천 길병원 응급센터에 도착했다. 보호자로서 원무과에 뛰어가서 수속을 마치고 왔다. 당직 선생님들이 문진을 하시더니 아버지의 상태가 좌측 뇌경색인 것 같다고 진단하면서 혈전용해제를 바로 투약하기 시작했다. 그 급한 와중에도 보호자 동의서를 작성해야 했다. 수술을 해야 하는지 여부를 진단하기 위해 필요한 추가 검사를 하는 데에도 동의했다. 시계를 보니 8시 30분을 가리키고 있었다. 아버지 옆에서 내가 할 수 있는 것은 아무것도 없었다. 혈전용해제가 효과가 있는지를 관찰하면서 기다리고 있을 뿐이었다. 대기하는 동안 아침에 있었던 일을 기억나는 대로 수첩에 시간 순으로 메모했다. 아버지의 하얀 머리카락이 새삼 눈에 띄었다.

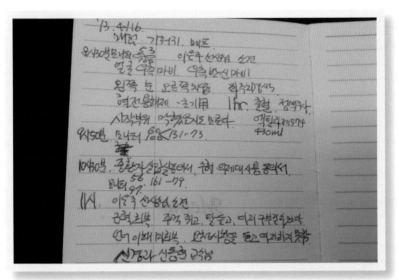

2013년 4월 16일 병원에 도착한 후에 기록한 나의 메모.

 거의 점심시간이 되어 아내가 어머니를 모시고 왔다. 아내는 초행길인 데다가 운전대를 잡은 손이 매우 떨렸을 텐데 감사하게도 안전하게 인천까지 왔다. 응급센터 내엔 보호자가 1명만 함께 있을 수 있기 때문에 어머니, 아내 순서로 아버지를 만났다. 어머니가 아버지를 뵐 때 아버지는 이름을 묻는 당직 선생님들에게 "일하다가 왔어요." 라고 말씀하셨다고 했다. 동문서답이라도 말씀하신다니! 이제 회복되신 건가 라는 기대감이 커졌다. 어머니는 아버지가 회사 일로 인해 최근 며칠 동안 저녁 늦게까지 과로하신게 뇌경색의 원인이 아닐까 라는 지적을 하셨다. 가발 때문에 나이를 잊고 더 몸을 혹사하신 것 같다는 의견을 말씀하셨다.

 아내가 아버지를 뵙고 문자를 보내왔다.

'저 보시고 한참 눈물 흘리셨어요. 뭐라고 자꾸 말씀하시는데 잘 모르겠어요. 누구라도 꼭 옆에 있어야겠어요.'

아버지는 점심 이후 몸이 유연해지셨지만 말씀을 전혀 못하셨다. 언어에 문제가 남았다. 어머니와 아내는 모두 서로 눈물을 보이지 않으려고 애를 썼다. 나는 아직 판단하기 이르지만 아버지가 다행히 초기 위험의 고비를 넘겼다고 생각했다.

이규복 본부장에겐 먼저 회사로 복귀해서 사내 분위기를 안정시키고 평소와 같이 업무를 하게끔 지시를 했다. 나는 대표이사직을 맡게 된 지 불과 3개월이 지난 시점이어서 아직 아버지로부터 경영수업을 더 받아야 하는데 나에게 실전 시기가 너무나 빨리 다가온 느낌이었다. 우선 중요한 결재 일정을 확인했다. 아버지를 찾는 전화가 계속 울렸다. 아버지의 휴대전화와 수첩을 참고하여 약 두 달 동안의 일정들을 긴급히 찾아서 취소했다.

신태권 고문님, 조창수 회장님이 소식을 듣고 달려오셨다. 아버지는 두 분을 알아보시는 듯했다. 나중에 알게 되었지만 아버지는 4월 16일 당시의 기억이 거의 없으시다. 가족들 이름도 기억이 나지 않으신 것이다. 많은 걱정과 기도를 해준 하도 식구들과 주위 어른들께서 조언을 주셨다. 너무나 감사했다.

오후에 아버지를 집중치료실로 옮겼다. 혈전용해제를 주입했기 때문에 혈관 중에 약한 곳이 터질 수 있어서 며칠 간 관찰이 필요하다고 담당 선생님이 말했다. 나는 아버지가 입원을 하게 되면 집에서 조금 더 가깝고 아버지의 모든 건강진단기록이 있는 현대 아산병원으로 옮겨서 어머니가 오시기 편하게 하고자 했다. 그러나 한 시간 넘는 거리를 차량으로 이동하기는 어렵다고 판단하여 완전히 회복되실 때까지 가천 길병원에 모시기로 했다.

늦게 회사에 복귀하니 모든 분들이 바쁜데도 불구하고 아버지의 안부를 물었다. 심장이 아직 떨리듯 고동쳤지만 아무 일 없듯이 업무에 종사해 주도록 간부사원들에게 전달했다.

지금 돌이켜 생각하면 아침에 쓰러지신 아버지의 첫 표정은 나에게 뭔가 더 가르칠 게 있으신데 그 말을 못 해서 답답하다는 뜻이었다. 나도 아버지의 지혜를 더 배울 기회가 없고 좋은 성과를 내는 모습을 보일 기회가 거의 없는 것 같아서 아쉽고 아쉬웠다. 답답함이 가라앉을 때까지 평소보다 더 많이 회사 구내를 둘러보고 또 둘러보았다. 이제는 정말 홀로 서야 한다는 압박감이 양어깨를 눌렀다. 1동 3층의 빈 사무실 공간에서 물끄러미 창 밖을 내다봤다. 내가 어릴 때 밤에 아파서 병원에 아버지 등에 업혀갔을 때의 기억이 어렴풋이 떠올랐다. 이제는 내가 아버지를 모셔야 할 때다.

큰 위기를 겪었음에도 불구하고 감사한 날이었다. 아침에 누구보다 먼저 아버지를 발견한 이광호 계장님에게 감사했다. 특히 쓰러지실 때 외상이 생기지 않아서 더 감사했다. 신고 5분 내에 신속하게 와준 119 구급대와 가까운 병원 응급센터를 제안한 박영희 차장에게 감사했다.

응급실의 담당 선생님에게도 감사했다. 뇌경색은 통상 3시간 이내에 치료가 시작되지 않으면 심각한 손상을 끼칠 수 있다고 들었는데 모든 분들의 덕택에 아버지는 발병 30분 내에 빠른 치료를 받으실 수 있었다. 나는 아버지가 쓰러지기 불과 5분 전에 인사를 드렸는데도 그 낌새를 알아채지 못했다는 데에 자책이 되었다. 사람이 항상 깨어 있어야 한다는 격언이 이때를 두고 나온 말이 아닐까 라는 생각이 들었다.

나의 부족함에도 불구하고 주위에서 받은 은혜에 감사했다.

무한 노력으로 보여주신
도전과 희망을 거름삼아……

옥윤화

아빠! 지난 1년은 많이 힘드셨죠? 그래도 이렇게 놀랄 만큼 건강해지신 모습으로 사랑하는 가족과 함께 하시니 얼마나 좋으세요!

작년 4월은 참으로 잔인한 달이었네요. 아빠같이 건강관리를 잘하시던 분이 갑자기 쓰러지시고……. 그래서 우리 가족과 주변 분들에게 더 큰 충격이었던 것 같습니다.

2013년 4월 16일 그날, 저는 오전에 엄마로부터 전화를 받고 당장 병원으로 달려가 볼 수 없는 상황이 답답하고 몹시 안타까웠습니다. 그저 하루 종일 집에서 혼자 생후 8개월짜리 아들 윤채를 돌보며 마음으로 하나님께 간절히 기도할 수밖에 없었지요.

'그래, 아주 잠깐, 아빠 건강에 잠시 이상이 생겨서 살짝 스쳐 지

나가는 이벤트일 거야.'라
고 제 스스로 주문을 걸
었습니다. 아니 그렇게 믿
고 싶었습니다. 따라서 마
구 호들갑 떨고 싶지 않
았어요. 그저 감기처럼 가
볍게 지나가는 증상일 테
니까요. 그래서 일부러 윤
채아빠한테도 바로 알리
지 않고 경과를 기다리며
묵묵히 평소대로 움직였
습니다. (후에 자신한테는

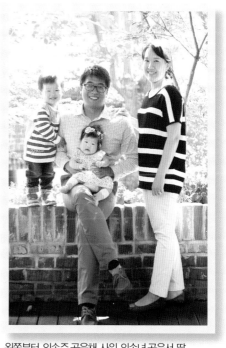

왼쪽부터, 외손주 공윤채, 사위, 외손녀 공윤서, 딸

늦게 알렸다고 윤채아빠한테 야단맞았어요.) 대수롭지 않은 척
스스로 마음을 컨트롤하면서도 자꾸자꾸 두 눈에 눈물이 고였습
니다.

'아침에 멀쩡하게 출근하셨다던 아빠가 갑자기 왜……?'

아직 경과가 나오지 않은 상황 중에 다가오는 막연한 불안과 근
심은 서를 순식간에 낙심과 절망의 늪으로 자꾸 빠져들게 하였습
니다. 하지만 저만 바라보며 천진난만하게 놀고 있는 어린 윤채 앞

에서 엄마로서 흔들리는 모습을 보이기 싫어 울고 싶어도 맘껏 울어볼 수도 없었습니다.

'이제 몇 달 후면 윤채 돌인데…… 앞으로 윤채가 크는 것도 보셔야 하고 저 결혼생활 잘 하는 것도 보셔야 하고 아직도 함께 나눌 얘기들이 많은데…….'

하나둘씩 아쉬운 것들이 떠올랐습니다. 그날 저녁, 소식을 듣고 시부모님께서 집으로 방문하셔서 위로해 주셨어요. 아버님도 너무 놀라 하던 일을 제쳐두시고 달려오셨더랍니다. 그렇게까지 마음 써주셔서 매우 감사했습니다.

이튿날, 날이 밝자마자 윤채아빠, 윤채와 저는 인천 길병원으로 향했습니다. 병원에 도착했을 때 때마침 중환자실 면회시간이 시작되어 10분 동안 둘씩 짝지어 아빠를 만났지요. 결혼 전에 대학병원 임상영양사로 근무하면서 업무상 매일같이 일터로서 드나들던 중환자실을, 입장이 바뀌어 면회객으로 출입하려니 세상의 약자가 된 것 같고 기분이 묘했습니다. 저는 엄마와 짝지어 면회했었는데 전 아빠 손만 꼭 잡아드릴 뿐 정작 힘없이 누워 계신 아빠를 뵈니 가슴이 먹먹하여 아무 말도 못 하겠더라구요.

"여보! 여기가 어디유? 얘가 누군지 알겠어? 얘 누구야?"

저를 가리키며 엄마가 아빠께 자꾸 질문을 던지셨지요. 그날 아침에도 계속 동문서답하시던 참이라 이것저것 엄마가 다급히 물어보신 거였어요. 아빠는 행여나 못 볼 뻔했던 가족들을 보자 반가움과 그리움 등의 여러 감정이 교차하셨는지, 그때 저는 아빠 눈에서 소리 없이 흘러내리는 눈물을 보았습니다.

"…… 알지, 안다구……. 윤…… 윤화잖아……."

아빠 기억 속에 이 딸내미가 지워지지 않음에 감사했습니다. 이어 손주들 이름도 대시고, 아빠 머릿속에 있는 가족 정보들을 끄집어내어 소리로 표현해 내시려고 애쓰셨지요. 사실 제 입장에선 아빠가 쓰러지시고 나서 뵙는 첫 모습이라 많이 긴장되고 걱정됐었는데 제가 아빠를 과소평가했나요? 제가 예상했던 것 이상으로 좋아보이셔서 매우 감사했습니다.

하지만 한편으로는 항상 든든한 나의 울타리이자, 지원군으로 계시던 듬직한 아빠가 생사를 가르는 중환자실에 누워 눈물을 흘리고 계신 모습에 마음이 아려왔습니다. 지금도 그때를 회상하면 눈시울이 붉어집니다.

'아빠가 마음이 많이 약해지셨구나! 우리 아빠도 천년만년 우리 곁에 항상 그 모습 그대로 계시는 건 아니지. 맞아, 세월이 감에 따라 내 의지와 상관없이 노쇠해지는 거고……. 이젠 우리가 아빠를 보호해 드려야 되는구나.'

전 그날 아빠의 눈물을 처음 본 것 같아요. 자식들 앞에선 어찌 보면 차갑고 냉정해 보일 수도 있을 만큼 당차셨던 아빠…… 우리 아빠도 힘겹고 나약한 면이 있으시던 걸 미처 생각해 보지 않고 지냈던 것 같습니다.

한편 첫날 경황이 없으셨던 엄마께선 이틀째가 되어서야 아빠가 편찮으신 게 실감이 나신다며 밥은 못 먹겠고 그냥 죽을 드시는 게 속이 편하다고 그러시더라구요. 그렇죠, 그 상황에서 물 한 모금 달게 넘기실 기분이셨겠어요? 자식들 앞에선 애써 태연하고 의연하신 척하셨지만 얼마나 그 마음이 쪼그라들고 상하셨을까요? 중환자실에 남편을 두고 홀로 집으로 돌아와 주무시던 어제는 아마 더 유독 어둡고 긴긴 밤이었을 것 같습니다. 딸 하나 있는 녀석, 제 어린애 보느라 엄마 옆에 붙어 말동무도 못해 드렸던 입장이 너무나 죄송하였습니다. 대신 제 자리를 우리 언니(올케)가 아빠 간호며 엄마 위로며 딸 이상으로 넘치게 채워주었지요. 아직도 엄마 손이 많이 필요한 옥남매를 두고 매일 장거리를 오고가며, 제가 챙기지 못하는 것까지 헤아려주던 그 마음 정말 감사했어요. (아빠, 아빤 며느님 하나는 진짜 잘 보신 것 같아요. 하하~)

둘째 날 중환자실에 다녀온 이후로 저는 어린 아기 엄마라는 핑계 아닌 핑계로 매일 병원에 드나들지 못하고 다른 식구들로부터 아빠의 경과를 대신 듣게 되었습니다. 감사하게도 아빠는 하루하루 다르게 호전되셔서 회사 직원에게 업무보고도 받았다고 하셨고 한글도 똑바로 읽으셨다고 들었습니다.

넷째 날 일반병실로 옮겨 식사도 시도해 보신다고 했는데 개인적으로는 다친 신경 때문에 혹시라도 삼킴 장애가 오지 않을까 해서 걱정했었습니다. 어떨 땐 아는 게 병이라고, 소싯적 병원에서 근무할 때 그런 어려움을 겪는 환자들을 많이 봐 온지라 걱정했었거든요. 하지만 다행히도 첫 미음도 문제없이 드셨다는 등 매번 새로 들려오는 소식들 하나하나가 참으로 반갑고 감사한 내용들이었습니다. 아마 내 평생에 감사할 내용들을 그때 한꺼번에 다 한 것 같아요.

하지만 기억력 검사와 언어치료에 처음 들어가셔서는 검사자가 그림을 보고 설명하라고 했는데 갈매기, 바다, 산 등 여러 가지 많은 그림을 보시곤 설명은 안 하시고 "추억이 없네······. 잘 몰라······. 일만 했지, 추억이 없어." 라고 말씀하셨대요.

'평생 일만 하시느라 추억이 없으신 우리 아빠······!'

그 얘길 듣고 자식으로서 참 마음이 아팠습니다. '갑작스럽게 이런 일을 당하시니 인생의 덧없음을 느끼시나?' 질문을 못 알아들으시는 망가진 아빠의 언어 인지 상태보다 더 걱정이 되었던 건, 이 일로 인해 누구도 모르게 다쳤을 아빠의 마음밭, 심리 상태였습니다.

'난 평생 누구보다 열심히 살았는데, 왜 나에게 이런 일이 생긴 거야?'

누구나 아빠의 입장이 되면 이런 생각을 하게 될 것 같았습니다. 그럼에도 불구하고 아빠께서는 병상에 누워서 계속 "감사하다, 그저 감사, 감사, 감사합니다." 하시며 주변 사람들에게 오히려 감동을 주셨어요.

윤채아빠가 가끔 이런 얘길 했어요. 평생 뼈 빠지게 열심히 일만 하시다가 쓰러지셨는데…… 그런 억울하고 힘든 상황에 대해 불평하고 원망할 수 있는데 뭘 감사하다고 하시는지? 오히려 '감사하다'고 하는 장인어른이 잘 이해가 안 간다고요.

드디어 4월 26일. 아빠는 기적적으로 두 발로 걸어서 퇴원을 하셨지요. 집으로 돌아올 때 기분이 얼마나 좋으셨어요? 기분전환 삼아 집에 오시자마자 이발도 하셨다면서요. 하지만 한편으로는 겉으로 멀쩡해도 앞으로 시간이 얼마나 걸려, 얼마만큼 좋아질지 예측할 수 없는, '언어치료' 라는 큰 짐을 짊어지고 오셨으니 마음이 무거우셨을 테지요. 마치 홀로 높은 언어장벽 안에 꽁꽁 갇혀 눈앞에 있는 사랑하는 이들과 소통할 수 없는 답답함, 외로움이 아빠를 힘들게 했을 것 같아요.

28일 주일 오후에 윤채아빠, 윤채, 저는 아빠가 퇴원하신 후 처음 서초동 집에 찾아가 뵈었네요. 아파트 내 산책로를 같이 걷자

하시며 그날 유모차를 타고 나온 윤채를 보고 활짝 웃으셨죠! '아기가 주는 기쁨이 이렇게 크구나' 하는 것을 새삼 다시 느꼈던 것 같습니다. 이 어려운 시기에 우리 집안에 사랑스러운 아가 윤채가 있어서 감사했습니다. 윤채로 인해 윤채외할아버지가 잃었던 기쁨과 희망을 되찾으신 것 같아 감사했어요. 나중에 엄마가 그러시더라구요. 아빠가 편찮으신 후 그날 처음 웃으신 거라고요……. 아빠가 예전만큼 하루 빨리 건강해지셔서 우리 윤채가 크는 동안 외할아버지 사랑을 흠뻑 누릴 수 있길 소망했습니다.

지난 1년 동안 아빠의 언어 인지 능력은 눈에 띄게 좋아지셨지요. 그러기까지 얼마나 피나는 노력을 하셨겠어요! 또 조회장님같이 아빠를 돕는 손길들을 곁에 두게 하심에 감사하답니다. 그리고 어찌 보면 말씀을 잘 못하신다고 주눅 들거나 창피해 하실 수 있는데, 변함없이 당당하신 아빠의 모습이 참 자랑스러워요. 어린 손주들 앞에서도 "할아버지는 한국말 다시 배울 거예요.", 이제 겨우 옹알이하는 윤채한테도 "윤채처럼 할아버지도 말 배운다, 너랑 나랑 똑같애." 라며 당신의 위기를 특유의 유머로 극복하셨지요.

지금 이 순간에도 회복을 위해 최선을 다하시는 아빠!
존경하고 사랑합니다. 그리고 고맙습니다.

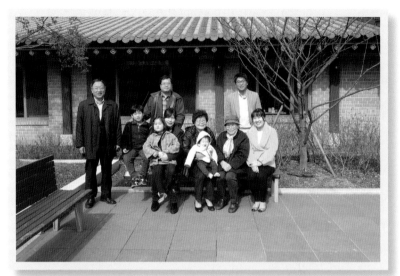

2013년 3월, '낙원'에서의 가족모임.

넘어졌다고 중도포기하거나 좌절하지 않으시고 오뚝이처럼 다시 일어나 앞을 향해 나아가셔서요. 저를 비롯한 젊은 사람들에게 큰 도전이 되었고 누구든 '하면 진짜 되는구나.' 라는 희망을 보여주셨습니다. 아빠께서 보여주신 이 도전과 희망은 분명 우리 가족과 주변 분들에게 귀한 거름으로 쓰여 삶이 힘들 때마다 힘과 용기의 밑받침이 될 것이라 믿어요.

아빠! 두 손 모아 부탁드려요.

이젠 너무 무리하지 마시고 한 템포 쉬어가면서 생활하세요. 아직도 못다한 일이 많다고 하시겠죠!

그래도 잊지 마세요. 이제 얼마 후면 아빠도 7학년이시잖아요. 아빠가 늙어가신다는 걸 인정하고 싶진 않지만 가는 세월을 붙잡고 있을 순 없는 법! 아빠는 이제껏 충분히 열심히 달리셨어요. 이젠 좀 천천히……, 아셨죠? 아빠가 그동안 몹시 바쁘게 사셔서 잠시 쉬어가라고……. 사소한 주변 일상을 좀 돌보며 살라고 하나님이 주신 특별휴가 기간이라고 생각하세요.

한동안 말문이 막혀 불편하셨지만, 덕분에 그 기간만큼은 입술로 하나님께 범죄하는 죄를 짓지 않을 수 있으셨을 것 같아요. 이젠 한결 말씀하시기 편하시니까 우리 그동안 하고 싶었고, 못다했던 이야기 많이 표현하면서 살아요.

에벤에셀! (사무엘상 7:12)

지금 이 순간에도 우리를 도우시는 하나님께 감사드리며…….

아빠!
앞으로 더 좋아지셔서 부디 오래오래 엄마와 평생 이야기꽃 피우며 알콩달콩 재미있게 사세요!
사랑합니다!

2014년 3월 14일. 아빠를 사랑하는 딸 올림

희망을 위한 1년을 회고하며……

덕산 조창수 〈(주)CSG 회장, 동화약품 상임고문〉

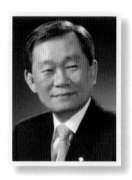

작년 4월 어느 날, 꽃소식 가득해야 할 계절에 꽃샘추위가 아직 옷깃을 여미게 했던 그날 오후에 한 통의 전화를 받았다. (주)하도를 이끄는 옥평권 회장이 갑자기 이른 아침 출근 후 회사 현장에서 쓰러져 병원에 입원했다는 청천벽력 같은 연락이었다.

며칠 전, 만났을 때까지만 해도 발전적인 회사의 청사진을 펼치며 의욕적으로 경영을 하겠다는 강한 의지가 왕성했던 모습의 옥 회장이 아니었던가!

도대체 믿을 수가 없었다. 어떻게 이런 일이……!

'일생을 살면서 누구나 어느 날 갑자기 예상치 못한 일을 덜커

덕 만날 수 있다'던 어른들의 말씀이 생각나는 순간이었다.

늘 그랬던 것처럼 오늘도, 내일도 늘 건강한 모습으로 살 것만 같은 우리네 삶은 예기치 않게도 어느 한 순간에 불쑥 건강을 빼앗겨 버릴 수 있다는 사실을 떠올렸다.

'건강이란 그 누구도 언제든 장담할 수 없고, 이제는 조심해야 하는 나이가 되었구나' 하는 생각이 스치고 지나갔다.

옥회장이 쓰러진 소식에 너무 놀란 나머지, 연락을 받자마자 하던 일을 멈추고 옥회장이 실려갔다는 인천 길병원으로 내달렸다. 출발과 함께 내 마음은 이미 길병원에 도착했지만, 교통체증과 도로 사정으로 유난히 더디게만 달리는 자동차 안에서 속은 타들어가고 있었다. 한참만에 길병원에 도착해 보니 옥회장은 중환자실에서 누운 채로 알 수 없는 이런저런 검사를 받고 있었다.

옥회장에게 다가가니 나를 알아보는 듯했다. 그러나 그것은 나를 알아보지 못할 만큼 옥회장이 심각한 상황이 아니길 바라는 나의 희망이었음을 나중에야 알았다. 그날 옥회장은 나를 마치 생면부지인 것처럼 전혀 알아보지 못했던 것이다. 나를 알아보기는커녕 자신이 누구인지 이름도 알지 못하는 상황이었다.

심각한 뇌경색이었다. 게다가 언어 장애가 몹시 염려되는 지경까지…….

옥회장과 나는 40년 넘게 가까이 지내던 사이이고, 내 약혼식에 사회를 봐 주었을 만큼 절친한 사이다. 서로 하는 일의 분야가 다르지만 기업을 이끌어야 하는 책임감을 짊어진 우리는 바쁜 탓에 없는 시간을 쪼개 가끔 만나 대화를 나누는 선배이자, 친구이기도 하다.

그런데 어찌 이런 일이 있을 수 있는지 착잡하기만 한 마음을 가누지 못하고 병원 복도에 서 있는 내게 옥회장 부인의 한 마디가 들려왔다.

나는 지금도 그날 옥회장 부인의 한 마디를 잊을 수 없다.

"남편을 꼭 100% 완쾌하도록 하겠다!"

이러한 부인의 강한 의지에, 나는 그 자리에서 내가 옥회장을 도울 수 있다면 도와야겠다고 생각했다.

10여 일의 병원 치료 후 퇴원한 다음 언어 장애를 극복하기 위하여 옥회장과 함께 Y병원을 찾았다. 언어 재활치료 첫날 언어치료 선생님은 기억을 찾는 데는 발병하고 나서의 3개월의 시간이 환자의 예후를 판단하는 데 아주 중요하다고 강조하셨다.

언어 재활치료 선생님의 얘기를 들은 나는 옥회장의 언어 능력을 회복하기 위한 방법을 찾고 싶었다. 옥회장을 도와 잊어버린 많은 단어를 기억하게 하려면 어떤 방법이 있을까를 생각한 끝에 나는 매일 전화로 통화하는 방법이 좋겠다고 생각하게 되었다.

나 자신도 언어 재활치료를 어떻게 해야 할지 모르기 때문에 책도 보고 가까운 의사선생님께 조언도 받아 공부하면서 전화통화를 시작하였다.

처음 시작 단계에는,

　산·강·과일·채소·가수 이름 등 우리가 알 수 있는 쉬운 단어 10개씩 하여 1,500여 단어를 따라하고, 다시 10개 단어를 한번에 암기하여 이야기하도록 하였다.

그 다음 두 번째 단계에는,

　100% 다 맞추는 시간도 20분에서 10분으로 줄고 내가 직접 해 보고 그것을 기준 삼아 한 단계 높여 숫자 6단위, 더하기, 빼기, 구구단 등과 속담 따라하기와 뜻 이해하기, 신문의 사설, 칼럼, Weekly Biz 등을 읽고 요약해서 설명하기 등을 안배하여 하루에 60분씩 전화통화를 하였다.

그리고 세 번째 단계인 현재까지는,

　내가 생각하기에 전화통화를 시작한 지 6개월 이후부터는 90% 정도 완쾌된 것 같다. 4개월 전부터는 숫자 8단위, 숫자 한글 혼합 9단위, 더하기, 빼기, 구구단 한글로 답하기 등은 이제 보통 사람들의 95% 이상 수준으로 능력을 회복하여 시간을 단축하여 암기하고 있다. 속담, 사자성어, 끝말 이어하기, 낱말 10개 암기하여 말하기, 사자성어 15개, 신문사설, 칼럼, Weekly Biz 등을 정독으로 20분 정도 읽고 요점 설명하기 등을 오늘도 전화통화로 공부하고 있다.

이 외에도 그동안 회사 규정, 매뉴얼 등을 정독으로 2개월 동안 읽었으며, 사자성어 300개·속담 200개 등 엄청난 양을 공부하였다.

언어 능력 회복을 위한 전화 통화는 약 1년 동안 단 열흘 정도를 제외하고 매일 1시간씩 끈기 있게 진행되었다. 이 많은 것들을 소화하면서 단 한 번도 짜증 없이 웃으며 즐거운 마음으로 전화를 받고 인내하는 옥회장을 볼 때 다시 한 번 완쾌하려는 노력이 적극적이고 열정적임을 알 수 있었다.

과연 내가 만일 같은 처지에 있다면 이렇게 인내하며 열심히 할 수 있었을까? 다시 한 번 옥회장의 인내와 노력과 의지에 경의를 표한다. 그간 함께 하면서 웃으며 따라하고 진지하게 답하는 것은 정말 감동적이었다. 암기에 어려움을 겪고, 매일 같은 시간에 1분도 넘지 않고 시작하면 짜증이 날 법한데 끝까지 고치려는 노력은 우리 모두 배워야 한다. 젊은이들도 하기 힘들고 어려운 속셈과 A4용지 한 장 정도를 토씨 하나 틀리지 않고 암기한 것이 오늘의 옥회장을 있게 한 힘이라 생각한다.

그동안 수많은 것들을 공부하면서 나 또한 많은 것을 함께 공부할 수 있었고, 습관이 되어 하루라도 빠지면 서운할 정도로 정이 들었다. 잊어버린 기억도 노력 여하에 의하여 재생될 수 있다는 것을 옥회장을 통하여 다시 한 번 알게 되었다.

또한 힘든 가운데 Y대 병원에서 지금까지 체계적으로 재활교육을 받으면서 재활담당 선생님의 교육과 일기를 매일매일 쓰고 잘못된 부분을 정리하느라 몇 시간 동안 노력하는 정성은 우리에게 많은 배움과 희망의 꿈을 안겨주는 본보기이기도 하다.

이 모두가 발병 즉시 병원으로 후송한 옥부사장의 신속한 대처와 부인 및 가족들의 헌신적인 간호와 여러 의사 선생님 및 주위의 지인들의 정성이 아닌가 생각된다.

특히 옥회장 부인은 그림자처럼 언제 어디서나 옥회장 옆에서 헌신적으로 간호하였으며, 그 정성은 오늘의 옥회장을 있게 하였다.

오늘도 부족한 5%를 위하여 따라 읽고 암기하기를 계속하고 있는 이 과정이 옥회장에게 완쾌될 수 있다는 확신을 주어 끊임없는 노력의 좋은 열매가 맺어지기를 기도한다. 또한 아픔을 잊고 밤늦게까지 일기를 쓰는 옥회장의 열정에 박수를 보낸다.

아울러 나 자신도 그간 40여 년의 회사생활을 하면서 큰 병 없이 회사 일에 올인할 수 있었음에 새삼 감사함을 느끼고 있다.

2014년 4월 17일

오가와[小川浩平] 박사 이야기

〈※ 2013년 7월 17일(水), 기록〉

오늘, 나의 아들인 옥태준 부사장 앞으로 오가와 박사가 이메일을 보내왔다.

 옥태준 부사장님!

더운 여름 날씨에 모두가 평안하신지요?

제가 언제쯤 하도를 방문하는 것이 좋을까요?

저는 8월중에 방한하는 일정이었으면 합니다.

옥평권 회장님의 건강은 치료와 회복이 순조로우신지 궁금합니다.

옥평권 회장님의 건강이 하루 빨리 회복되어 업무에 복귀하실 수 있기를 기원합니다.

옥태준 부사장이 오가와 박사께 답신을 드리자, 오가와 박사가 곧바로 옥태준 부사장에게 이메일을 보내왔다.

 옥태준 부사장님의 이메일 내용에서 옥평권 회장님의 건강이 순조롭게 회복되고 있는 것 같아 한시름 놓았습니다. 옥평권 회장님께서 빨리 쾌유하셔서 ㈜하도의 식구들이 활기차게 웃으실 수 있기를 기원드립니다. 동경은 연일 30℃를 넘나드는 더위로 인해 열사병으로 병원을 찾는 환자가 전국적으로 하루 1,000명 이상이나 된다고 합니다. 한국도 꽤 덥겠지요? 옥태준 부사장님께서 아버님을 정성껏 간호해 드릴 줄 압니다. 노파심에서 제가 한 말씀 드리자면, 이렇게 더위가 기승을 부리는 때일수록 옥평권 회장님의 건강을 잘 살펴드려야 할 것입니다. 다음에 또 소식 전하겠습니다.

　오가와 박사는 동경공업대학 부학장을 지내셨고, 공과대학 주임교수로서 오랫동안 근무하셨으며, 교반조작 분야의 권위자이시다. 학교 은퇴 후 ㈜하도의 고문으로 재직중이다. 한국에서 교반기를 전문으로 하는 회사는 ㈜하도가 유일무이한 회사다.

　아들인 옥태준 부사장은 가업을 잇기 위해 석·박사 과정을 오가와 교수의 지도를 받으며 교반 분야를 전공하였다. 일본에서 학위를 마친 후 삼성정밀화학연구소 책임연구원을 거처 미국 퍼듀대학 기계공학과 교환교수로 1년 동안 연구했으며, 서강대학교 기계공학과 겸임교수로 있다. 오가와 박사는 여러 차례 바쁜 시간을 쪼개 한국을 방문하여 ㈜하도의 발전을 위해 자문해 주고 있다. 오가와 박사와의 만남은 ㈜하도의 발전에 크나큰 디딤돌이다.

끊임없이 보내주는 오쿠쇼지
이시츠카[石塚民夫] 상의 사랑

⟨※ 2013년 7월 30일(火)기록⟩

　　　　　　오쿠쇼지의 이시츠카[石塚民夫] 상
은 내가 발병한 지 한참만인 5월 21일에서야 투병 사실을 알게 되
었다. 그날 이후 이메일로 끊임없이 투병에 대한 격려를 보내왔었
다. 그런데 나는 그 많은 격려와 사랑의 이메일을 받았으면서도
정작 한번도 회신을 하지 못했다.

　옥태준 부사장을 통해 이시츠카 상의 이메일을 받기 시작한 나
는 7월 30일에서야 비로소 첫 답신 이메일을 보냈다.

 이시츠카 상!

　무더위 속 장마에 건강하신지요?

　저는 이시츠카 상의 사랑과 격려로 차츰 건강이 회복되는 중입니
다. 한국은 다음 주에나 장마가 그칠 예정이라는 날씨 예보입니다. 그
동안의 기록을 보면 올해의 장마가 가장 오랜 기간 지속된 장마라고
합니다. 저는 최근 들어 일주일에 세 번, 오전에만 출근하고 있습니

다. 말을 하는 언어 기능에 다소 불편을 느끼고 있습니다. 그리고 직접 문장으로 글을 쓰는 데는 다소 시간이 걸릴 것 같습니다. 특수강사업부는 경기가 불황인데도 순조롭게 판매를 유지하고 있습니다. 앞으로도 지속적인 지원을 부탁드립니다. − 중략 −

이시츠카 상은 나의 이메일을 받고 곧바로 회신해 주었다.

이메일을 받은 순간 옥평권 회장님과 마치 마주앉아 대화를 하는 것 같았습니다. 제가 드린 이메일을 반갑게 받아주셔서 감사합니다. 이메일로 보내드렸던 것은 날씨 정보뿐이었습니다만………. 건강하시죠? 옥회장님께서 '건강하시기를 바라는' 저의 소원의 마음을 보내드립니다.

이제 여름휴가와 바캉스가 시작되는 시기가 되었죠? 자녀들과도 함께 시간을 나눌 수 있는 좋은 계절입니다.

차분히 건강 회복에 집중하며 행복한 시간이시길 바랍니다. 직접 타이핑을 하셔서 이메일을 보내시지 않으셔도 됩니다. 조급하게 서두르지 마시고 여유롭게 건강 회복에만 신경 쓰십시오. 특수강사업도 대단히 성과가 좋습니다. 오쿠쇼지와 함께 앞으로도 계속 응원하겠습니다. − 중략 −

70여 일 동안 이시츠카 상이 병중에 있던 나에게 보내온 이메일 내용들을 들춰 보면, 투병 생활을 잘 극복하도록 격려하는 사랑이 가득하다. 서울과 동경의 날씨는 물론 경치, 사회상까지 두루 얘기해 주고 있다.

2013년 5월 21일

동경은 무더워지기 시작하면서 장마철로 접어들었습니다. 서울은 지금이야말로 산책하기에 제일 좋은 계절이 온 것 같습니다. 여의도의 한강변을 따라 아침 조깅을 하면 좋겠습니다. 옥회장님께서는 운동을 하는 것은 좋지만 무리하지 않는 범위 내에서 하는 것이 좋겠습니다. 화이팅!

2013년 5월 23일

동경은 기분이 좋을 만큼 쾌청한 날씨입니다. 한국에서는 날씨가 좋은 날이면, 서울 남산타워에 올라 서울 시가지를 둘러보는 것도 참 아름답지요.

2013년 5월 29일

동경은 어제부터 장마철에 접어들었다는 날씨 예보입니다. 한국도 곧 장마가 오겠지요. 찜통더위로 인해 열병을 일으킬 수 있으니 회장님도 건강에 유의하세요.

2013년 6월 13일

한국은 장마철에 접어들었습니까? 동경은 점점 장마철로 접어들어 비가 많이 옵니다. 저는 오늘부터 내일까지 주말 휴가입니다. 자!

그럼! 월요일에 뵙시다. 안녕!

　일본의 오늘 날씨는 전국적으로 장마전선이며, 태풍4호의 영향으로 비가 오고 있습니다. 덕분에 가뭄이 해결되리라 생각됩니다. '불필요한 물건도 요긴할 때가 있다'는 말이 있습니다.

　오늘 동경은 비가 많이 옵니다. 집중호우입니다.

　오늘 동경은 무덥습니다. 이제 서서히 장마가 물러갈 때가 되어갑니다. 서울은 어떻습니까? 다음 주에 다시 뵈요. Happy Nice day!!

　어제와 오늘, 동경은 기온이 35℃까지 올라가 열병을 호소하는 사람이 급증하고 있습니다. 정말 무덥습니다. 서울도 이제부터 날씨가 더 더워진다는 날씨 예보를 들었습니다. 건강관리에 유의하세요.

　일본은 더위기 힌창인「夏本潘 ; 나쯔혼방」즉, 한여름에 접어들었습니다. 옥회장님의 건강은 좀 어떠신가요? 덥더라도 더욱 힘내세요. 수분공급도 더 잘 하시고요.

　최근 일본에서는 열병에 관한 이야기가 많습니다. 옛날부터 여름이란 무더운 계절이지만요. 인간의 생활습관이 달라지고 생활공간이

쾌적해지니까 체력과 정신력이 미약하게 되는 것이 인간인 것 같군요. 열병이란 편리하게 생활하여 체력이 약해져 생긴 세상 문명이기의 부산물입니다.

"오늘도 더위와 싸워 이기도록 합시다."

2013년 7월 11일

동경은 쾌청한 날씨이지만, 더운 날입니다. 잠시라도 외출을 할라치면 땀범벅입니다. 회장님께서도 수분과 염분 보급에 신경 쓰시기 바랍니다.

2013년 7월 12일

조금 지나면 손자들이 여름방학을 맞아 집에 오겠지요? 가족들과 만나 즐거운 시간을 가지시리라고 생각됩니다.

2013년 7월 16일

일본에서는 참의원 선거에 나가는 의원들이 무더위에도 선거운동을 활발히 하고 있습니다. 「아베노믹스」 상태에서 자민당은 선거에서 유리한 위치에서 전개하고 있습니다. 그동안 일본엔화의 탈피, 디플레이션에서 탈피, 경제 금융면에서 뭔가 효과를 나타내고 있습니다만 이제부터 현실화시키는 작업이 정말 가능할지……? 본격적으로 제 실력을 발휘해야 할 시기라 생각됩니다.

2013년 7월 23일

서울은 100mm를 초과하는 호우가 내려서 도로가 물에 침수되고, 강의 수위도 높아져 각 지역에 피해가 심하다는 상황을 텔레비

전 뉴스를 통해서 알았습니다. (주)하도 식구들의 집과 회사는 괜찮습니까?

2013년 7월 25일

오늘의 동경 날씨는 구름, 때로 맑음입니다. 최근에는 저녁이 되면 매일같이 천둥이 치면서 소낙비까지 오는「유타치」현상이 나타납니다. "유타치"란 장마가 끝날 즈음 대기가 불안정할 때 생기는 현상입니다. 저녁시간에 큰 물방울의 비가 일시적으로 쏟아지는 소나기 모양을 일컫는 말입니다. 서울에서도, 일본에서와 같이 여름 초기에 갑자기 하늘이 캄캄하며 일순간에 소나기 비가 내리다가 조금 지나면 약간 햇살이 비치며 다시 맑아지는 그런 날씨를 말합니다. 한국에서도 가끔 이런 현상이 발생했던 적이 있지요?

2013년 7월 26일

동경은 드디어 날씨가 맑아졌습니다. 하늘이 맑아지면 무더위가 기승을 부릴 터인데 걱정입니다. 서울 명동 근처인가요? 인공으로 만든 개천(청계천)에 가서 휴일에 가족들과 또는 쌍쌍이 개천 물에 발을 담그고 있는 시원한 뉴스를 텔레비전에서 보았습니다. 참 시원해 보이더군요.

옥회장님! 즐거운 시간 보내시기 바랍니다. "안녕"

(주)사쿠라제작소의
이노우에[井上理文] 사장

〈※ 2013년 8월 3일, 기록〉

(주)사쿠라제작소는 1952년 6월 3일 창립하여 오늘에 이르고 있다.

나는 지난 3월, 이노우에 회장께 (주)하도의 창립기념일에 준비한 작은 선물을 보냈었다. 그리고 얼마 지나지 않아 나는 4월 16일에 쓰러지고 말았다. 내가 병원에 있는 동안, 이노우에 회장은 나의 발병 사실을 알지 못한 상태에서 이메일을 보내왔다.

(주)하도의 창립 36주년을 진심으로 축하합니다. 돌이켜 보면 40여 년 전에 만나서 지금까지 한결같이 교류하고 있습니다. 앞으로도 밀접한 관계를 계속 유지하기를 희망합니다. 교반기 분야에서 한국 제일을 뛰어넘어 세계 유수의 메이커로 성장하기를 기원드립니다. 옥회장님의 현명한 판단과 지치지 않고 끊임없이 노력하는 결과라 생각합니다.

From: 櫻製作所 井上 [mailto:inoue@sakurasesakusho.co.jp]
Sent: Monday, June 03, 2013 12:07 PM
To: 平權 玉
Cc: 泰俊 玉
Subject: ご挨拶の件

玉平權会長殿
玉泰俊社長殿

お暑うございます、常日頃は大変お世話になり有難うございます。
このたび、5月31日の第65期の株主総会を無事終了いたしました。
6月1日より
　　井上理文　取締役　会長
　　井上正基　代表取締役　社長　に就任いたしましたので、
今後とも、倍旧のご支援とご鞭撻を賜りますようお願致します。

顧みますと、
1952年6月3日、櫻製作所が創立された秋に、大学ゼミの教授の紹介で櫻製作所で
研究開発の手助けをしたのが緑で、そのまま現在に至りました。
60余年の間の出来事が、社長職35年のいろいろが、走馬灯のように懐かしく思い出します。
その緑、多くの人々との出会いがありました、また多くの方々にご指導、ご支援を戴き
今日があることを大いに喜ぶとともに、皆様方に心から感謝しています。
玉会長との長きにわたる御付き合い、玉社長との交流などの思い出と、このご緑を
今後ますます大切にしていきたいと思っています。
まだまだ元気です、Golfも月に2～3回のPlayをしていますが、スコアーはこだわり
なく、真夏と真冬は避けています。
人生は健康第一、(家族も一緒に)。健康な身体に健全な精神あり。　81余歳翁のツブヤキ
次のお会いを楽しみにしています。

皆様方へもよろしくお伝えください。

櫻製作所　会長　井上理文

마음속으로 경의와 감복을 드리는 바입니다. 회사의 무궁한 발전을 기원드리며, 옥회장님을 비롯한 (주)하도 가족들의 건강을 기원드립니다.

주식회사 사쿠라제작소 사장 이노우에 오사부미

추신 : 좋은 기념품을 보내주셔서 감사드립니다. 3월 4일부터 아들인 이노우에 마사키가 입사하여 출근하고 있습니다. 5월 31일 자로 주주총회에서 사장에 임명할 예정입니다. 앞으로도 계속적으로 지도와 응원을 부탁드립니다.

그리고 지난 6월 3일, (주)사쿠라제작소의 창립기념일에는 이노우에 회장이 나와 아들에게 한 통의 이메일을 더 보내왔다.

✉@　이번에 5월 31일 자로 제65기 주주총회를 무사히 완료하였습니다. 6월 1일 자로 이노우에 오사후미 취체역 회장, 이노우에 마사키 대표 취체역 사장으로 취임하였습니다. 앞으로도 더욱 응원과 지도 편달을 부탁합니다.

부탁의 말씀 :

1952년 6월 3일 사쿠라 제작소가 창립되는 날에, 대학 세미나에서 교수 소개로 사쿠라제작소에서 연구개발의 조수로 인연을 맺은 후 그대로 현재에 이르렀습니다. 60여 년 간 업무로, 사장직으로 35년 간 세월을 보낸 것이 주마등처럼 떠오릅니다. 그동안 많은 사람을 만났습니다.

한편 많은 분들로부터 지도와 응원을 받아 지금의 오늘로 크게 성장하게 된 것을 기쁨으로 생각하며, 여러분께 진심으로 감사드립니다. 옥평권 회장님과의 장기간에 걸친 교류의 시간들이 주마등처럼 떠오릅니다. 이런 인연을 앞으로도 계속 유지하고 싶습니다. 늘 건강하시기를 기원합니다.

저는 월 2~3회 골프를 하고 있습니다만, 점수에는 신경 쓰지 않고 있습니다. 아주 더운 여름과 아주 추운 겨울에는 피하고 있습니다. 인생은 건강 제일이며, 가족의 건강도 챙기는 것이 제일이라 생각합니다. 건강한 신체에 건전한 정신이 있습니다.

여러분 모두에게 안부를 전해주세요.

사쿠라제작소 회장 이노우에 오사부미

나는 2013년 6월 3일까지도 이노우에 회장에게 투병 사실을 알리지 않았었다. 그런데 나의 큰형님이신 옥정권 회장님이 (주)사쿠라제작소의 창립기념에 관한 통화를 하던 중 나의 병환을 얘기할 수밖에 없는 상황이 되었다. 이노우에 회장은 나의 뇌경색 소식을 듣고 깜짝 놀라, 아들인 옥태준 부사장에게 6월 4일 자로 긴급하게 이메일을 보내왔다.

옥정권 회장님으로부터 옥평권 회장님이 2개월 전(4월 16일)에 뇌경색으로 쓰러졌다는 이야기를 들었습니다. 그동안 소식이 뜸했지만 무소식이 희소식이라 생각하며, 나날이 발전하는 (주)하도를 생각했었습니다. 옥평권 회장님이 쓰러지자마자 빠른 응급조치로 생명을 구할 수 있었음에 감사합니다. 진심으로 옥평권 회장의 쾌유를 기원합니다.

사쿠라제작소 회장 이노우에 오사부미

6월 10일에도 나의 건강을 염려하는 이노우에 회장이 이메일이 옥부사장 앞으로 도착했다.

오늘, 옥평권 회장님이 순조롭게 회복되고 있다는 소식을 듣고 무척이나 기뻤습니다. 얼마나 다행입니까? 이젠 좀 안심을 해도 되겠지요. 앞으로 1개월 후 정도 되면 완쾌되지 않을까 생각됩니다. 이제부터 휴식을 충분히 취하는 것이 중요하니까 무리하시지 말고 완쾌될 때까지 치료하셔야 합니다.

회사에 출근하는 것보다 온천에라도 다녀오시거나, 천천히 휴식하도록 옥평권 회장님께 권해주세요. 뇌경색은 재발할 가능성이 있어 위험한 병이라고 들었습니다.

지금까지 일생을 바쳐 일만 해오셨던 분입니다. 이제는 휴양을 하며 건강이 완전히 회복되도록 하셔야 합니다. 부디 건강을 잘 챙겨주시기를 바랍니다.

건강하신 모습으로 만나뵐 수 있기를 기원합니다.

사쿠라제작소 회장 이노우에 오사부미

6월 27일에도 옥태준 부사장에게 이노우에 회장의 이메일이 도착했다.

옥평권 회장님의 건강 회복은 순조로우신지요? 이미 정상적으로 일을 할 수 있으실 정도라고 생각되지만, 그렇다고 무리하시면 절대 안 됩니다. 천천히 과로하지 않는 것이 제일입니다. 앞으로 더욱 좋게 회복되시리라 믿습니다.

7월 30일에는 이노우에 회장이 나에게 직접 이메일을 보내왔다.

✉@ 날씨가 무척 덥습니다. 옥평권 회장님의 건강은 더 좋아지셨겠지요?

오사카는 매일 더위가 계속되고 있습니다. 일본은 곳곳에 집중호우가 내려 침수와 붕괴의 피해가 속출하고 있습니다. 그런데 오사카는 비가 내리지 않아 연일 찜통더위가 계속되고 있습니다. 오사카에는 비가 좀 내렸으면 좋겠습니다. 옥평권 회장님의 건강이 순조롭게 회복되어 회사에도 출근하신다고 알고 있습니다만, 한창 무더운 날씨이니까 무리하시지 말고 완쾌되도록 신경 쓰시기를 바랍니다. 저는 날씨가 더워 7월 후반부터 8월까지는 골프 치는 것을 중지했습니다. 일본은 열사병이 늘고 있습니다. 저는 8월 13일~18일까지 여름휴가입니다.

사쿠라제작소 회장 이노우에 오사부미

8월 2일에는, 옥태준 부사장이 이노우에 회장에게 이메일을 보냈다.

✉@ 한국은 장마가 오랫동안 지속되고 있습니다. 지금까지 발생했던 그 어느 장마 때보다 가장 긴 기간이었으며 다음 주에 그칠 예정이라는 뉴스입니다. 한국에서도 국지적으로 폭우가 쏟아져 많은

피해가 발생했습니다. 아버님은 이노우에 회장님의 염려 덕분에 차츰 더 건강이 좋아지고 있습니다. 지금은 일주일에 3일, 회사에 출근하셔서 오전중으로만 간단한 업무를 처리하고 계십니다. 그리고 일본말로 말은 하실 수 있는데, 이메일로 타이핑하는 것이 아직 익숙하지 않기 때문에 아버님께서 이노우에 회장님께 직접 이메일을 드리는 것은 다소 시간이 걸릴 것 같습니다. 세계의 경기가 어렵지만 ㈜하도는 업계의 선두기업이 되도록 노력하고 있습니다. 앞으로도 지속적인 관심과 격려를 부탁드립니다. ㈜하도와 ㈜사쿠라제작소가 서로 신뢰 속에 교류하는 밀접한 관계가 계속되기를 소망합니다.

㈜하도의 여름휴가일은 8월 7일~11일입니다.

㈜하도 대표이사 부사장 옥태준

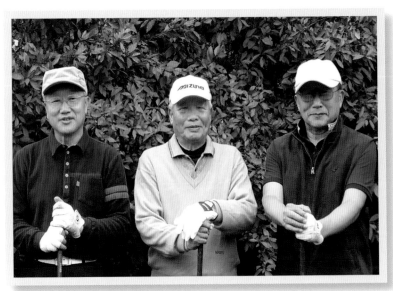

김포 CC에서. 왼쪽부터 필자, 이노우에 회장, 큰형님.

㈜사쿠라제작소는 내가 1978년 1월부터 3월까지 처음으로 기술 연수차 방문한 회사였다.

내가 ㈜사쿠라제작소에 방문했을 때, 이노우에 회장은 ㈜사쿠라제작소의 전무로서 왕성하게 일을 추진하고 있었다. 그 시절, 나는 이노우에 회장으로부터 기술을 전수받으며 열심히 배웠다. 이노우에 회장은 나를 집으로 초대하여 식사를 대접해 주기도 하였고, 교반기 분야의 전망과 발전에 대한 조언도 아끼지 않았다. 내게 업무적인 것은 물론 인간적으로도 많은 것을 가르쳐 주신 고마운 분이다. 더욱이 이번 투병으로 이노에우 회장이 나를 참 많이 사랑해 주시고 있다는 것을 새삼 알게 되었다.

이와모토[岩本宗] 사장

옥평권 회장님께

　지난번, PS패밀리의 만남에서 비교적 건강하신 모습을 뵙고 반가웠습니다. 힘든 투병 시간을 의지와 노력으로 극복하시고 여느 때처럼 저희들을 반갑게 맞아주신 옥평권 회장님께 감사드립니다. 그때 나누었던 많은 이야기들과 정겨운 시간들이 참 행복했습니다. 그리

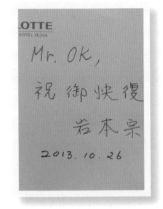

고 다음해의 모임 일정, 논의할 주제까지 정하고 나서 생각해 보니 이번 회의는 참 많은 성과가 있었다고 생각합니다.

　많은 일들을 하시는 바쁜 일정에도 불구하고 설악산에서 찍은 저희들의 사진을 CD로까지 만들어 보내주신 성의에 감동했습니다. 보내주신 사진들을 아내와 함께 보았습니다. 행복했던 그시간이 지금 이곳 일본에서 또다시 생생하게 펼쳐집니다. 옥회장님의 건강이 차츰차츰 좋아지고 있어서 기쁩니다. 완쾌하셔서 늘 함께 하셨으면 좋겠습니다.

　사모님께도 안부와 감사의 인사를 드립니다.
　옥회장님의 건강과 평안을 기원드립니다.

岩本宗 · 洋子

시라이[白井節] 상

옥평권 회장님께

  지난번 한국을 방문하여 건강하신 모습으로 반갑게 저희를 맞아주신 옥회장님을 만나뵐 수 있어서 행복했습니다. 투병으로 힘든 시간을 보내셨음에도 건강을 회복하신 노력에 존경의 박수를 드립니다. 저희들은 한국 방문 기간 동안 옥회장님의 세심한 배려와 준비로 어떤 불편함도 없이 즐겁고 알찬 시간을 지내고 올 수 있었습니다. 설악산 여행에서 찍은 사진까지 보내주셨군요. 진

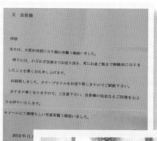

시라이상 부부가 보내준 편지와 올리브유.

심으로 감사드립니다. 한국 방문 때 제가 말씀드렸던 올리브 오일을 발송합니다. 아침, 저녁으로 식후 약 15ml 정도씩 꾸준히 드셔보세요. 혈액 흐름을 좋게 하여 건강회복을 돕는다고 합니다. 옥회장님이 완쾌하시는 데 제가 조금이라도 도움이 되고 싶은 마음에 준비였으니 꼭 드시고 완쾌하셨으면 좋겠습니다.

  날씨가 차츰 추워지고 있으니 건강에 유의하십시오.

  시라이, 올립니다.

2013년 11월 5일, 白井節

마츠바라[松原徹行] 사장

제목 : 감사의 말

옥평권 회장님께

이번에 개최되었던 제13차 PS패밀리에서 여러분들과 함께 즐거운 시간을 갖게 되어 감사드립니다.

우선, 한국에 도착하기 전에 알고 있었던 내용보다 만나뵈니 완전히 회복되어 있는 것을 보고 안심이 되었습니다. 아울러, 옥회장님 자신이 회복하고 말겠다는 강한 의지와 사모님의 따뜻한 지원이 있었기 때문에 가능했다고 생각됩니다. 정말 다행이었습니

玉 平權 様

　今回の 13th PS Family Meeting では、皆様と一緒に楽しい時を過ごすことができ、有難うございました。また Hotel 代、ゴルフ代まで負担していただき、重ねて御礼申し上げます。

　さて、直前に知った玉さんの病気の件、お会いしてすっかり回復されているので、心より安心しました。これも玉さん自身の回復に対する強い意志と奥様の暖かいご支援があったからだと感じています。ほんとうに良かったです。これを機に益々ご夫婦の絆が強くなられたのではないかと思います。

　ほんの気持ちではありますが、ご回復されたことをお祝いして気持ちの品を送らせていただきます。富士山、鶴、桜を見て日本を思い出して頂き、以前にも増してご元気になられることをお祈り申し上げます。

　暫くはあまり無理はされないようにして、ご立派な息子様に主な仕事はお任せになり、後ろから見守られたら如何でしょうか。

　家内もご回復を心より喜んでおりました。

　奥様にも宜しくお伝え下さい。

松原 徹行・規位

2013年11月吉日

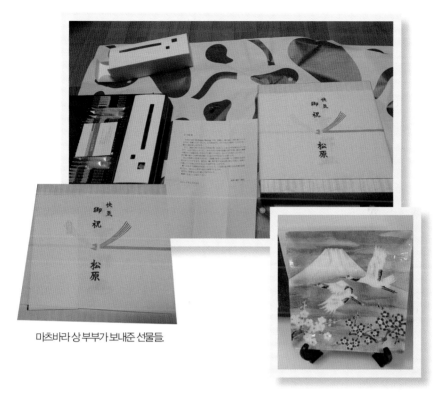

마츠바라상 부부가 보내준 선물들.

다. 이번 기회로 더욱 두분의 부부관계도 좋아지지 않을까 생각
해 봅니다.

그곳에서 찍은 사진까지 이렇게나 빨리 보내주신 정성에 감사
드립니다.

옥회장님의 병환이 회복된 것을 축하드리면서 제가 준비한 몇
가지를 오늘 국제특송으로 발송했습니다.

옥회장님의 건강한 장수를 기원하는 의미로 십장생 중 하나인
학을 도기타일 그림으로 제작하였습니다. 벚꽃이 활짝 핀 후지
산에서 아름답고 힘차게 날아오르는 학의 모습입니다. 도착할 때

까지 다소 시간이 걸릴지 모르겠습니다. 저의 정으로 생각하시고 즐겁게 받아주시면 감사하겠습니다.

이제 긴긴 투병을 이겨내셨으니 완쾌하시기를 기원합니다. 제 아내도 옥회장님의 건강한 회복을 진심으로 축하드린다고 전해 달라 합니다. 사모님께도 안부를 부탁드립니다.

2031년 11월 吉日

松原澈行 規位

사타케화학기계공업㈜의
니시오카[西岡光利] 사장

　사타케(SATAKE) 화학기계공업㈜는 니시오카 시게루(西岡茂) 회장 재직 당시인 1979년부터 현재까지, ㈜하도와 기술 제휴를 맺고 합작회사로서 오랜 시간을 더불어 발전하고 있다.

　현재의 니시오카 미츠토시[西岡光利] 사장은 선친인 니시오카 시게루(西岡茂) 회장으로부터 경영을 이어받아 여전히 ㈜하도와 함께하고 있다.

　니시오카[西岡光利] 사장은 나의 갑작스런 발병에 끊임없이 회복을 염원하는 마음을 전해주었다. 더구나 나의 회복이 안정되어 감에 따라 회사의 발전에 지속적인 관심을 갖고 두 회사가 언제나 동반자의 길로 나아가는 모습을 보여주었다. 2014년 3월 10일에 개최된 주주총회에서 니시오카 사장이 자리를 함께하면서 나의 건강회복을 진심으로 축하해 주었다. 참으로 감사드린다.

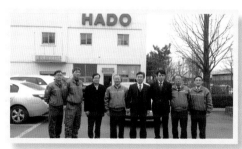

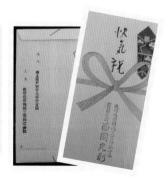

니시오카 사장과 ㈜하도의 간부사원

"미래는 준비하는 자의 것이다"

〈※2014년 3월 5일(수), 기록〉

'미래는 준비하는 자의 것이다' 라는 말이 있다.

미래가 예정된 것이든 우리가 만들어 가는 것이든 한 가지 분명한 사실이 있다. 꿈꾸는 자만이 미래를 맞이할 수 있다는 것이다. 꿈이 있으면 하루라도 더 열심히 살게 된다. 죽음을 앞둔 사람들이 가장 많이 후회를 하는 첫 번째가 '꿈을 좇지 않았다'는 설문조사가 있다. 하고 싶은 것과 이루고 싶은 것을 진정 해 보지 못하고 생을 마감하는 것이 가장 후회된다고 했다.

기회는 준비된 자의 것이라는 것을 명심하자.

건강할 때 건강을 지키는 것도 그렇다. 매일 조금씩 운동하는 노력이 오늘의 건강을 보증해 준다. 나는 앓으면서 절망의 세상에서 희망으로 가는 과정을 몸소 체험해 봤다. 꾸준히 맡은 일을 하면서 소망을 갖고 살자. 오늘은 어제보다 더 좋은 세상을 만들기 위해 노력하며, 내일은 또 다른 미래를 위해 열심히 도전하며 살아가자. 내일이 인생 최후의 날이라면 당신은 무엇을 후회하겠는가! 실제로 내일이 인생 최후의 날이 된다면 제일 먼저 무엇을 생각해 보겠는가! '내일을 오늘인 것처럼 살아라'는 명언처럼 지나

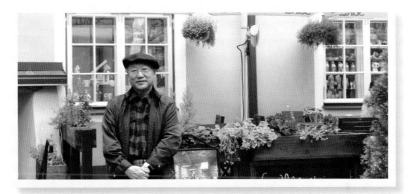

스웨덴 스톡홀름에서 필자.

온 시간을 후회하지 않기 위해서라도 한번쯤은 생각해 보아야 할 문제인 것 같다. 세월을 아껴라. 세상엔 할 일이 많고 시간은 부족하다. 각자가 해야 할 일은 그때그때 해 놓아야 한다.

인생의 열매를 맺는 7단계를 생각하며 살아가자.

① 씨를 뿌리는 단계

② 떡잎이 나오는 단계

③ 줄기가 퍼지는 단계

④ 잎이 무성해지며 나무가 성장하는 단계

⑤ 가지가 많아지고 커져가는 단계

⑥ 꽃이 무성하게 피는 단계

⑦ 열매를 많이 맺는 단계

각 단계별로 많은 수고가 따라오기 마련이다.

나는 내 가정을 지키고 사원들의 가정을 책임지며 사회에 보탬이 되는 사회인이 되려고 노력하며 살아왔다. 한 중소기업의 대표로서 종업원들과 종업원들의 식구들을 포함하여 최소한 400명 이상의 생계와 자녀들의 교육비까지 책임진다는 각오로 열심히 일을 해 오고 있다.

나는 회사와 사원들을 위하여 100년 정신을 갖고 열심히 살았다. 아울러, 고객만족을 위하여 노력했고, 고객들이 하도의 교반기를 통하여 좋은 상품을 생산할 수 있도록 지원해 드리도록 노력했다. 미래는 준비하는 자의 것이다. 이 분야에서 세계의 일등 기업이 되도록 꾸준히 준비하며 오늘도 체력단련을 위해 노력하고 있다.

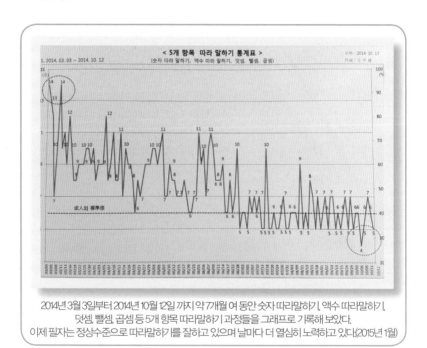

2014년 3월 3일부터 2014년 10월 12일 까지 약 7개월 여 동안 숫자 따라말하기, 액수 따라말하기, 덧셈, 뺄셈, 곱셈 등 5개 항목 따라말하기 과정들을 그래프로 기록해 보았다.
이제 필자는 정상수준으로 따라말하기를 잘하고 있으며 날마다 더 열심히 노력하고 있다.(2015년 1월)